整形**美容**科普系列丛书

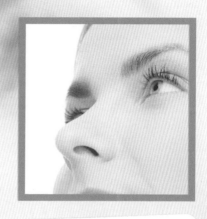

U0259920

鼻部整形
必须知道的99个问题

主　编　刘天一

编写者（按姓氏笔画排序）

卢佳士　卢勇舟　刘天一　朱晶晶　毕　波　纪丽娜

杨　平　杨清建　吴心愿　陈　亮　周轶群　秦登科

贾传龙　钱郭嫔　郭　妤

绘　图　卢佳士

复旦大学出版社

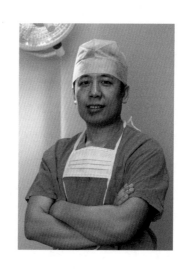

主编简介

刘天一，复旦大学附属华东医院整形美容科主任，主任医师，教授，硕士生导师，医学博士，美国哈佛大学、德国弗莱堡大学及日本东京大学整形外科访问教授。"上海市卫生系统跨世纪百名优秀学科带头人"，复旦大学皮肤再生医学研究所副所长，曾先后主持及参加国家自然科学基金、国家重点基础研究发展计划（"973"计划）、国家高技术研究发展计划（"863"计划）、上海市科委"重中之重"重点学科资助项目，以及上海市卫生局项目等10余项科研项目。发表SCI收录论文20余篇，国内核心期刊论文80余篇，获国家专利30余项。兼任中华医学会医学美学美容分会青年委员、中国医师协会美容整形医师分会眼整形专业委员、中国整形美容协会鼻整形分会常务委员、中国整形美容协会瘢痕医学分会委员、中国研究型医院整形美容分会委员、中国修复重建外科学会委员、海峡两岸医药卫生交流协会海西乳腺微创美容外科专家委员会委员、上海市医学美学美容分会委员、上海市中西医结合学会美容医学分会委员。获得"2015新氧亚太区最受欢迎公立医院胸部整形医师奖"、"2016新氧亚太区最受欢迎胸部整形医师奖"、

"2016第13届中华医学美学美容中青年医师论坛二等奖"、"上海市康复医学科技奖二等奖",以及"上海市医务工会科技创新发明之星"等荣誉称号,多次参加国际学术会议并作大会发言,带教研究生先后获得"国家奖学金"及"上海市优秀毕业生"等荣誉。

刘天一主任洞悉各种手术方法的优缺点并结合求美者的不同诉求和外貌特点制订个性化方案,获得求美者广泛好评,成为"好大夫"、"新氧"等著名医学网站的首推专家。他擅长各种美容手术,尤其以眼整形、乳房整形、鼻整形,以及注射微整形和脂肪移植四大体系为主要特色。对微创双眼皮、上眼皮肤松弛下垂、失败双眼皮修复有独到见解,无痕眼袋切除术具有独创的经验和技巧,满意率高达100%。主张个体化鼻整形,通过对鼻软骨重排加硅胶或膨体等假体植入,或者选取自体肋软骨,综合进行鼻尖和鼻体整形,可以有效塑造立体清晰的鼻轮廓。擅长双平面内镜隆胸、乳房再造、巨乳整形、乳房上提。他做的乳房美容手术一直位于"新氧"APP胸部项目最受欢迎的位置。同时,对全身吸脂减肥、高成活率的自体脂肪干细胞移植、各种注射材料的综合应用,以及各种面部年轻化手术也具有丰富的临床经验。

在整形外科方面,以显微外科器官再造和组织缺损修复为特长,手术风格追求精益求精,细腻干净。在皮肤软组织缺损及眼、耳、鼻、唇、手等修复重建方面具有很深造诣,擅长皮肤恶性肿瘤大面积切除后的组织修复、乳房的整形美容修复、面部皮肤提紧,同时对下颌角肥大、颧骨肥大、颏截骨成形术、唇腭裂及唇裂二期鼻畸形整复有深入研究。

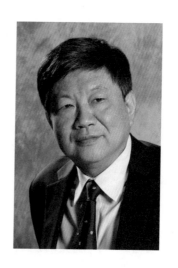

序 一

在解决温饱问题、基本富裕问题以后，人们对自身关注的焦点已经开始集中到如何让自己获得更好的形象，如何维持年轻的状态。年轻美丽的外表有利于提高与人交往时的自信心，扩大社交的圈子，更好地体现自身的社会价值。

虽然化妆、皮肤保养等生活美容在很长一段时间内是人们获得美丽的主要手段。但是，随着整形美容外科学的进步、美容医疗手段的多样化、国际交流程度日益扩大，尤其是新材料和新仪器的开发和应用，人们已经不再满足于原来有限的改变，越来越多的人会选择通过手术等方式进行医学美容，甚至有很多人出国进行美容手术，通过一个安全有效的方式获得美丽年轻的容颜好像已经成为"唾手可得"的事情。

然而，医学美容手术毕竟是医疗行为，整形美容手术的风险是客观存在的。即便是小到注射肉毒素、激光点痣等微小损伤的操作，都有一定程度的并发症发生率，更不要说是大型的整形手术。详细了解各种手术的基本原理和方法，以及手术前后的注意事项、可能的并发症等各方面的基本知识，无疑更有利于医生和患者共同参与手术治疗，也更有利于保证手术的成功率。

基于此目的，刘天一主任及其团队按着不同的美容整形项目，分门别类地归纳总结了求美者最感兴趣的问题，让求美者对手术设计、手术的基本方法和特点、手术后护理知识等方面有一个相对全面的、理性的认识，找到最适合自己的变美方式，在变美的同时又不失个性。本套丛书语言浅显易懂，图文并茂，提纲挈领，易于阅读。相信求美者或者初入整形领域的年轻医生在仔细阅读后一定能够得到对美容整形更深入的认识。

因此，我热情地向你们推荐这套精美的著作！

曹谊林

国家"973"首席科学家

"长江学者"特聘教授

国家组织工程中心主任

中国医学科学院北京整形外科医院院长

上海交通大学医学院附属第九人民医院副院长、整形外科主任

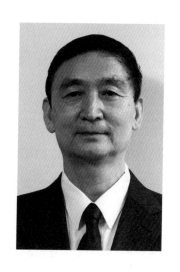

序 二

人类对美的追求是社会进步的象征。

但什么是美？什么是美的标准？美的意义何在？用什么方法实现美？这一系列问题，亟需有识之士正面引导、宣传、普及和教育。刘天一主任以一个教授、博士学者的身份，化繁为简、深入浅出、用朴素浅显的语言将纷繁复杂的美学和医疗美容科学技术以系列丛书的形式答疑解惑，将身体各部位和注射微整形等美容问题细分详解，告诉求美者，善莫大焉，这将在整形美容领域抹下浓重的一笔。

美具有无穷的魅力和价值。美对一个人、一个民族、一个国家的精神作用是无可估量的。客观地说，医疗美容历史并不太长，纯属为美而做的真正意义上的医学美容，直到110多年前才问世。这和人类飞机上天的历史时间差不多，比原子弹发明早一点点。始于西方的20世纪初叶的医疗美容获得极大的人文动力，她传播、扩散、滚动发展于整个世界，无论在西方和东方，在大洋的东岸还是西岸，医疗美容迅速走进百姓的生活里。特别是20世纪90年代后，全球每年医疗美容的人数以两位数的级别增加，在中国更是成倍增长。显而易见，在全社会的美容浪潮中，出现一些偏见和杂音是正常的。此时需要的是顺应医疗美容的发展趋势，释怀误解，准确宣传医疗美容，让美的真谛、美的科学进入并根植百姓心中。刘天一主任和他的团队当此之时，自觉担当起医疗美容科普的重任，系统地传播医疗美容知识，实在是难能可贵。

自然是美的，人类是美的。人类美的个体差异时空造就了五彩斑斓的社会。但是，青春更美、更靓丽、更充满朝气。医疗美容就是在一定程度上追求青春的美，完善青春的美，为青春的美锦上添花，返老还童，延缓衰老，延缓健康生命意义上的青春美。但医学美的标准是有争论的。笔者认为，医学美定义实质是线条流畅、几何图形规律、比例适当、色彩匹配与神态和善的总和。美善和丑恶是相对的，没有绝对的美。对于每一个爱美之男女，如何定义自身美，明确要改变什么，明确要达到一个什么样美的程度是重要的。当你经过一个医学美的过程，再塑的结果显现在镜子里的时候，你是否满意呢？如何评价？实践中，这方面的争论是较多的。

认知不一，求美者审美标准不确定，对手术后恢复过程认识不足，常易产生迷茫和困惑的心理。这套科普系列丛书，会给这些求美者一些启迪和帮助。

普及美学教育，也要研究对美的结果评价。对美的评价是一个医学、美学和哲学问题，史上研究很多。一般地说，对美的评价大致分为3个层次：个人的主观评价、群体的综合评价、社会的综合客观评价。个人的表达意见基本上是主观的，个人喜好，偏差较大，但又必须充分尊重。一个人对美的需求认识必须美容前后一致，想象一致。群体的表达往往是医疗机构集体的意见，具有很大的客观性和普遍性，常是行业的标准。社会评价，如历史上对西施、杨贵妃、王昭君等美女名人的认可，是社会性长期形成的公认意见，带有一定的艺术想象性。所以，对美的个人评价必须进行引导和普及，让每个求美者明白，美的追求目的必须明确，使用的医学方法必须可行。医疗美容是一个生物活体的修复过程，需要时间，个体的基础和差异使美容的结果有明显的不同。各类明星和代言人美化后的形象与实际容颜差距甚大，不可轻信，更难以作为范例崇拜和模仿。"美如画中人"只是一种美妙的幻想，医疗美容不是万能的，只是锦上添花，是有限度的，也可能有副作用。现实中，不实、夸大、虚幻宣传时有发生，一定要学会鉴别，尊重科学。美首先是安全、健康，然后才是锦上添花。美没有什么捷径，求美者与美容医护工作人员应共同携手，创建一个和谐的美容市场。

这套系列科普丛书不仅是一个美容科学知识的宝库，也给求美者一把尺子，明确美与美容的标准，还能帮助求美者鉴别真伪，探讨美容的正确方法和途径。

应作者之邀，写了以上的话，权作对此系列科普著作问世的衷心祝贺。

朱志祥

深圳源美医疗美容门诊部院长

教授

前　言

在每天繁忙的美容咨询过程中，求美者提出的问题可谓五花八门，但是归纳起来无外乎有几部分："该不该做？""该怎么做？""该如何保证安全？"等等。我在详细回答这些问题的时候，头脑中时常会蹦出一个想法：应该编撰一本详细而全面的美容科普读物，里面包括了所有求美者感兴趣的问题，在仔细阅读后就会对整形美容具备一个正确的认识，避免误入歧途，酿成苦果。这就是我牵头编写这套系列书籍的出发点。所幸，在许多老师、朋友和求美者的帮助下，经过所有编者的辛勤努力，终于付梓成书。

近年来，最直接和有效解决人体美的学科——整形美容外科，得到了飞跃式的发展。"韩式美容""人造美女""磨骨""肉毒素""瘦脸""微整形"这些都已经成为热词而广为传播，人们对美容整形的态度从20年前的排斥歧视到现在分享整容经验，已经有了根本性的转变。相信不久的将来，人们呼朋引伴共同去整容的做法也会蔚然成风。但是，我们一定要清醒地意识到，作为医学三级学科，整形美容的产生、发展、治疗原则、方法、术后处理等各个方面，都是依照医学发展的模式而进行的。如果忽视这些基础，盲目地追求市场化和利益最大化，过分地夸大效果或有意隐讳并发症，必将使学科发展偏离轨道，对求美者造成不良的后果。我们也必须承认，美容外科来源于整形外科，而整形外科作为一个交叉性的边缘学科，它与烧伤外科、眼科、耳鼻咽喉科、皮肤科、普外科、泌尿外科等学科都有非常紧密的联系。经过两次世界大战，整形外科开始逐步完善和壮大。近30年来，美容外科在整形外科领域内取得了更快的发展，明白了这些逻辑关系，有利于我们梳理和理解美容外科的学科地位和特点，明确美容外科确实属于医学的一个分支学科，更有利于我们正确选择美容的方法和了解其中的风险。

同任何其他医学学科一样，美容外科有自己的选择标准、治疗原则、手术特点、注意事项、手术风险等。作为一个美容外科医生，不但自己要通过刻苦学习、努力钻研以熟悉这些内容，掌握高超的技术本领来完成手术操作。而且，还要广泛传播正确的求美方式，帮助求美者树立正确的美容动机和审美标准。在日常临床工作中，我们见到了太多求美者，他们的要求或者严重脱离实际，或者缺乏基本的美学鉴赏力，或者对自身没有客观的认识，人云亦云，或者特别执拗于自己的所谓美学参数，还有非常多的求美者盲目相信广告吹嘘的效果。由此他们都选择或者接受了不恰当的或者反复多次的不良手术，造成并不完美的效果，有的甚至造成"毁容"。从这个意义上来说，为了学科的健康发展，为了广大求美者真正能够享受到"美容"所带来的快乐愉悦和自我满足，医学工作者做好科普宣教的工作义不容辞！

在我近20年整形美容外科从业的过程中，随着技术的提高、案例的增多，对美的认识也不断深入，越来越感觉自然的、合适的、个性化的、符合自己气质的、形神合一的术后效果才是最美的。为了达到这个目的，医生固然会精雕细琢、精益求精，而求美者亦应清晰认识每种美容手术的优缺点、预期的理想效果，以及手术前后的注意事项，并且要密切配合医生，这样才能够最大限度地保证美容治疗的成功率。相信您仔细阅读本书后，能够在这方面获取相关的知识。

感谢在本书撰写和出版过程中给予大力帮助的所有朋友，尤其是感谢曹谊林教授和朱志祥教授百忙之中仔细阅读书稿，甄别校正错误，并亲自为本书作序。

由于科普书籍编写的经验和能力有限，书中难免存在欠缺和不足，敬请各位亲爱的读者给予批评和指正！

刘天一

2018年1月

目　录

第一章　手术类鼻部整形的相关问题

第三章　鼻部皮肤相关医学美容问题

01

第一章

手术类鼻部整形的相关问题

◎ 什么样的鼻子是美的?

◎ 通过整形,可以整成我想要的那种美丽鼻子吗?

◎ 鼻子的整形包括哪些手术?

◎ 隆鼻术后影响呼吸或者嗅觉吗?

◎ 我的鼻背皮肤很薄,做鼻部整形应注意什么? 手术方式如何选择?

◎ 我鼻子的皮肤很厚、毛孔粗大,而且总会出油, 能做出精巧的鼻头吗?

◎ 鼻部整形后会不会留疤?

◎ 隆鼻后的假体会不会 "跑出来"?

◎ 隆鼻后会改变两眼之间的距离吗?

◎ 隆鼻的高低主要决定于哪些因素? 我要做像 西方人那么高挺的鼻梁可以吗?

◎ 隆鼻材料放在鼻子的什么位置?

◎ 鼻假体可以在体内放多长时间? 有害吗? 以后 需要取出来吗?

◎ 鼻部整形后鼻子会歪吗? 一旦歪了,该怎么办?

◎ 什么是鞍鼻? 鞍鼻畸形如何矫正?

◎ 什么样的鼻子是短鼻? 可以延长吗?

◎ 什么是驼峰鼻? 可以通过手术矫正吗?

◎ 什么是阔鼻畸形? 怎样通过手术矫正?

◎ 什么是朝天鼻? 可矫正吗?

◎ 先天性歪鼻可以通过手术矫正吗?

◎ 鼻尖形态不佳都包括什么? 可以通过手术改善吗?

◎ 鼻小柱形态不佳包括什么? 可以通过手术改善吗?

◎ 鼻翼形态不佳包括什么? 可以通过手术改善吗?

◎ 隆鼻术后有哪些并发症? 如何处理?

……

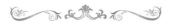

一、基础知识

① 什么样的鼻子是美的？

鼻子在面部中心，素有五官之首之说，又有"面部一枝花，全靠鼻当家"的说法。由此可知，一张符合美学标准的脸，鼻子在其中所起的作用是至关重要的。那么，到底什么样的鼻子才是美丽的、符合美学标准呢？我们常常用一些数字参数来量化一个符合美学标准的鼻子，其中至少应该包括以下要素。

（1）鼻子的高度：鼻子的高度对于面部轮廓立体感及面部气质来说至关重要，是影响鼻子美观的首要元素。较理想的鼻尖高度为22~24 mm，鼻根部高度约为11 mm。如果鼻尖过高或鼻根过低，都会使鼻子与面部比例不够协调。

（2）鼻子的长度：完美的鼻子其长度应为颜

面长度的 1/3，一般为 60~75 mm。人们常常提及的"三庭五眼"，就是说鼻子的长度占面部长度的 1/3，参与构成"三庭"，超过或小于这个范围都会给人一种五官不协调的感觉。

（3）鼻子的宽度：鼻子的宽度是指两侧鼻翼之间的宽度，即两鼻孔外侧边缘之间的距离。其宽度一般相当于鼻子全长的 70%。宽度过大，称之为鼻翼宽阔。鼻根的宽度约为 10 mm，鼻尖的宽度约为 12 mm。当然，鼻子的宽度一定要与面部的宽度协调。可以想象，一个宽扁的面孔配上一个瘦削的鼻子是难以定义为美的。

（4）鼻子的弧度：鼻背与眉间的连线所形成的夹角约为 $120°$，鼻尖与嘴唇所形成的夹角为 $95°~105°$，才称得上是较完美的鼻子弧度。尤其是鼻背与眉间所形成夹角的弧度决定着鼻外形的曲线美，是塑造完美鼻型的一个非常重要的元素。

实际上，这些数字标准只是人为统计与总结出来的大概标准，拥有这些参数的鼻子大多数是美丽的，但也并不代表没有达到这些参数的鼻子是不美的。美是一种感觉，是一种平衡，是一种和谐。身高、脸型、胖瘦、肤色、人种、五官、年龄,甚至气质都与鼻子的美丑密切相关,对此一定要有认识。

由于各种各样的原因,上述参数并不完美。在生活中可以看到很多人的鼻子不够完美,如鼻子塌、不够挺、鼻头大、鼻翼肥大等。现如今,借助鼻部整形手术,塑造符合美学标准的完美鼻子正成为一种潮流,受到越来越多求美者的关注。

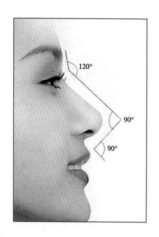 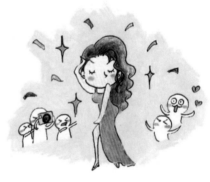

2 通过整形,可以整成我想要的那种美丽鼻子吗?

拥有一个秀气、挺拔的鼻子是很多爱美人士的追求。作为鼻部整形美容的医生,经常遇到一些求美者要求医生按照某某明星的样子来塑造自己的鼻型。这个出发点是没错的,但是也必须意识到：每个人的鼻子基础条件和面部条件是不同的。一个完美的鼻型，不仅仅是鼻子各部分的比例符合美学的标准，与面部整体比例的协调更加重要，而每个人的面部结构和特征存在千差万别。因此，完全按照个人的意愿来塑造某种鼻型是没有意义的，也是没有必要的。换句话说，即使把别人漂亮的鼻子搬到你的脸上，也不一定会达到人家脸上那个鼻型的效果！

每个人都有自己独有的特征和气质，其中包括身高、面部轮廓，鼻子本身的骨骼架构、软组织的容量、皮肤的厚度等。在这些自己独特的组织结构基础上进行鼻型的塑造才是理智的选择，适合自己的才是最好的。因此，求美者应在确保医疗技术可行与安全的前提下，与医生充分沟通，针对自己的鼻型、面部五官比例以及整体的气质等综合因素来选择适合自己的鼻部整形方案。

❸ 鼻子的整形包括哪些手术？

提到鼻部整形手术，很多人首先想到的都是隆鼻术。实际上，隆鼻术仅仅是众多鼻部整形手术中的一种，大多数不完美鼻子的外形仅仅通过隆鼻术无法达到完美的改善，往往还要通过对鼻尖、鼻翼、鼻孔等多处鼻部亚单位手术整形，方能塑造完美鼻型。而且，鼻部整形还包括很多因为外伤、肿瘤等因素导致的畸形的修复。

鼻部整形手术主要有两类 →

鼻形态美化手术： 如隆鼻术、鼻头鼻尖整形术、鼻小柱美化、鼻孔整形术、鼻翼整形术等。

鼻部畸形矫正手术： 如鞍鼻整形术、短鼻整形术、鹰钩鼻整形术、歪鼻矫正术、鼻部缺损再造、鼻部瘢痕和鼻肿物切除、驼峰鼻矫正术等。

而在实际应用中，以上两种手术方式可能有交叉，如鼻畸形矫正往往会需要同时进行隆鼻术或鼻翼整形术。无论何种鼻部整形手术，其目的都是在保证鼻功能正常的基础上塑造更为美丽的鼻形态外观，选择正确的手术方式才能成功塑造一种柔和的鼻部曲线与形态美。具体每个人适合什么样的鼻形并不是固定的，因此手术方式的选择也因人而异。因此，在明确表达自己的要求以后，认真听取专业鼻整形医生的意见至关重要！

④ 隆鼻术后影响呼吸或者嗅觉吗?

很多想要隆鼻的患者经常咨询隆鼻术会不会影响正常的呼吸,鼻子的嗅觉会不会受到影响等问题。实际上,鼻部整形手术经历了相当长时间的发展历程,是几代整形外科医生不断的探索、改进、完善才达到今天这个完美阶段,技术已经相当成熟,并发症也已经降到相当低的程度。

从解剖学角度来说,鼻部整形的操作都是在鼻腔外进行,大多在鼻骨与鼻背软组织之间操作,对于鼻腔内的鼻甲、黏膜及其他组织结构没有任何影响,因此理论上隆鼻术不会影响鼻腔的正常通气功能以及嗅觉功能。而从技术层面上,鼻部整形外科医生按照相当成熟的技术操作规范和流程施行手术,保证了操作方面的安全性。所以,产生这些并发症的概率更是微小。

但在手术刚刚结束后的一段时间,由于麻醉及肿胀因素,可能会出现暂时性呼吸及嗅觉的一些轻微改变,这种情况一般在

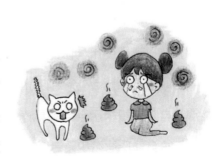

术后3~6周会逐渐好转。因此，想要进行鼻部整形的求美者不需要有这方面的顾虑。同时一定要到正规医院，寻找有经验和有资质的医生进行手术，以获得满意效果。

5 我的鼻背皮肤很薄，做鼻部整形应注意什么？手术方式如何选择？

鼻部皮肤的厚度和质地对于鼻部整形的效果至关重要，尤其是鼻背和鼻尖。对于自身鼻背皮肤特别薄的求美者来说，一般不太适合使用单纯硅胶假体隆鼻。因为鼻背的软组织含量太少，不能很好地包裹、覆盖植入鼻背筋膜下的假体，使得术后假体的轮廓、痕迹比较明显，隆鼻的效果生硬不自然，侧面观察可能会有透光现象。

此外，假体隆鼻会增加鼻背皮肤的张力。如果鼻背皮肤较薄，会因皮肤张力的增大影响鼻部皮肤血运，出现皮肤变红，甚至可能戳破皮肤。对于这类求美者，如果坚持选用假体隆鼻的话，可以考虑使用自体的真皮组织或者筋膜包裹，以增加软组织的厚度。除此之外，在手术方式的选择上还可以考虑使用能够和自身组织相融合且不易透光的膨体材料，或者采用自体肋软骨、自体脂肪组织隆鼻的方式来达到塑造鼻型的目的。

6 我鼻子的皮肤很厚、毛孔粗大，而且总会出油，能做出精巧的鼻头吗？

　　对于鼻部皮肤皮脂腺分泌比较旺盛的一些求美者，由于皮脂分泌过多，导致鼻部皮肤很"油"。如果皮脂腺分泌受阻，还可能会继发炎症反应，反复发作后，使得鼻部皮肤毛孔粗大及皮肤增厚。

　　这类求美者在控制好皮脂腺异常分泌以及鼻头炎症消退的情况下，可以通过手术的方式，游离部分软骨或通过组织的重新分配，使肥厚和毛孔粗大的鼻头变得相对窄小细致一些；还可以通过鼻孔缘修剪鼻尖和鼻头的部分软组织，使鼻头体积缩小，在一定程度上解决鼻头皮肤肥厚的问题。但总的来说，这类会出油、毛孔粗大、皮肤肥厚的鼻尖和鼻头整形是很难通过手术技巧塑造出像白种人那样精巧的鼻头。

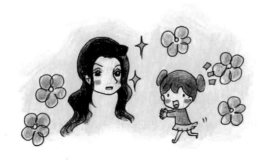

⑦ 鼻部整形后会不会留疤？

鼻部整形术后是否会遗留瘢痕，一直是很多求美者的困扰，相信任何求美者都不希望在获得一个美丽鼻子的同时又留下一个讨厌的瘢痕。实际上，即便是切开法的鼻部整形手术，术后一般都不会遗留明显的瘢痕。

一般来说，非手术的鼻部整形方式，如注射隆鼻或者埋线隆鼻，由于没有皮肤切口，都是不会遗留瘢痕的。但是，如果合并有注射物感染或者注射口感染，有可能会遗留一定程度瘢痕。

那么，通过手术方式进行鼻部整形的求美者是否会遗留明显瘢痕呢？这与手术切口的选择方式以及个人体质有很大关系。如果单纯进行隆鼻术，医生所选择的切口大多是鼻孔内侧缘切口，位置非常隐蔽；而且切口不大，表面几乎看不到瘢痕。如果鼻部手术的切口选择在鼻小柱的开放式切口，那么术后就会在切口处遗留线形的瘢痕。但在精心的术后护理、避免并发症发生、伤口Ⅰ期快速愈合的情况下，瘢痕绝大多数都不会太明显，甚至不仔细看都看不出来。对于少数瘢痕体质患者，遗留的瘢痕确实可能相对明显一些。所幸，对这些求美者调查询问，她们都认为：即便留有这些瘢痕，与手术效果相比，这点瘢痕完全值得。

⑧ 隆鼻后的假体会不会 "跑出来"？

假体隆鼻后，很多求美者都会担心时间久了假体会不会穿破皮肤跑出来，这个可能性确实存在。例如，一般常用L型硅胶假体隆鼻，如果求美者的鼻子基础比较差，皮肤特别薄、特别紧，又想要一个特别高挺的鼻子就很危险。因为鼻部软组织的容量是有限的，如果假体过高或过长，超出软组织的承受能力，那么就容易引起鼻部，特别是鼻尖处皮肤出现血运障碍，继而出现皮肤缺血、坏死，假体顶出。因此，现在大多会采用 "假体＋自体软骨" 的方式，减少单纯使用假体隆鼻使假体顶出的风险。

从医生的角度来说，如果不能充分评估鼻部软组织的容量，单纯为了使鼻外形高挺，把假体雕刻的过宽、过长，或者放置的层次过浅，都会增加假体 "跑出来" 的风险。此外，假体隆鼻后的求美者自我保护也是非常重要。在天气塞冷的时候，由于血管收缩，会使得鼻尖处皮肤变得更脆弱。如果不注意保暖防护，甚至总是摩擦薄弱的皮肤，就会使假体更容易顶出来。还有，意外地碰撞等因素也会增加假体顶出的风险。

因此，选择正规的医院及有经验的医生，再加上手术后有良好的自我护理意识，对于隆鼻手术是非常重要的。

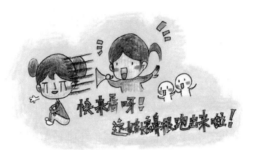

⑨ 隆鼻后会改变两眼之间的距离吗？

隆鼻手术能够使术后的五官变得更加立体，增加颜值。对正常眼距、轻度鞍鼻的人来讲，如果隆鼻前鼻根部，也就是两眼之间的位置比较低，给人的感觉就是两眼之间的距离比较宽，有呆呆的感觉。当放置一个不太高的假体隆鼻后，鼻根变高了，两眼之间的间距有变窄的感觉，眼球显得内陷，眼睛更加明亮有神。其实，这只是视觉上的错觉，两眼之间的实际距离并没有出现明显的变化。但是，如果鼻根特别低，需要做特别高的鼻子，手术后两个内眼角之间的距离肯定有所变窄。

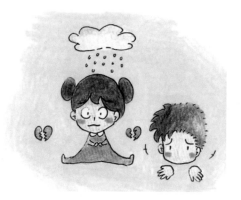

从解剖学角度来讲，隆鼻初期因为有植入物，鼻根的皮肤因此变得紧张，加之术后肿胀，让人误认为隆鼻后两眼间距变窄。但眼睛的内眦和外眦都有强有力的韧带支持，并不会因为皮肤的紧张而出现过度拉伸移位。而隆鼻一段时间过后，由于消肿和皮肤重塑，皮肤紧张消失，所以，轻度垫高鼻子后会逐渐恢复眼睛之间的原有距离。但是，鼻子特别低、皮肤特别紧的患者，放置特别高的假体会明显拉紧皮肤，内眼角的位置会有一定程度内收，这个效果对于伴有轻度内眦赘皮的求美者却有益处：隆鼻后鼻根处的皮肤收紧，两眼内侧的皮肤向中线移位1~2mm，内眦打开，泪阜暴露出来，这样对眼距较宽及轻度内眦赘皮者恰好是一个矫正，视觉上感觉两眼间距变窄，眼睛也更大更长了。

我们这里讲的主要是皮肤的移位。其实，许多人担心的是由于鼻部整形会产生眼球"移位"的那种"斗鸡眼"外观。实际上，这种畸形是先天性或者外伤等原因导致固定眼球肌肉异常所产生的外观，与鼻部整形没有任何关系，对此一定要鉴别请楚。

⑩ 隆鼻的高低主要决定于哪些因素？我要做像西方人那么高挺的鼻梁可以吗？

中国人，包括大多数东亚人种，鼻梁较西方人种低。很多求美者都希望通过隆鼻来提升颜值，希望把自己的鼻子做得更加挺拔秀美。许多人误以为像西方人一样，鼻子越高越美。可是，隆鼻要根据自身条件来设计，尤其是在高度上不能一味求高。凡事有度，"高度决定一切"的鼻部整形很容易失败，许多人隆鼻后不满意就是因为将鼻子垫得太高，显得太假。

鼻子的高度及外形存在很大的人种差异。外国人，特别是西方人的头颅前后径较长，宽度较窄，一个高挺的鼻子在其面部能够达到一个和谐的比例。但亚洲人的头颅一般较宽，前后径较短，"圆脸盘"比较多，且整个面部显得圆润而缺乏骨感，过于高挺瘦削的鼻子反而会破坏原有的面部比例，看上去很假,术后满意率就会降低。从长远来看,合适高度的"中庸之道"式的鼻子最能符合亚洲人长久的审美评价。

在具体操作上，由于隆鼻的高低及外形主要取决于假体的高度、宽度和大小，因此，还是应根据各种参数设计雕刻个体化的假体。一般中国人的理想外鼻长度为面部长度的1/3，一般为6~7.5cm，鼻子长度与鼻头宽度比例呈1:0.67。隆鼻的高度包括鼻根的高度和鼻尖的高度。鼻根的高度以鼻根到双眼角膜平面的垂直距离为准，一般不能低于9mm，男性一般为12mm，女性为11mm。低鼻者应矫正到7~11mm。鼻尖高度以鼻尖到上唇最突出平面的垂直高度为例，鼻尖的理想高度为鼻长的1/3，男性为26mm，女性为23mm。这些虽然是一些理想的参考数据，不能当成绝对的标准来执行，但这些都是手术的重要指标，应根据自身面部轮廓作一些相应调整。

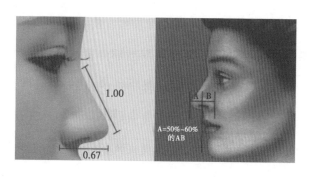

15

由此可见，鼻子的美与否不完全由高度决定，中国人并不太适合做西方人那样高挺的鼻子。

⑪ 隆鼻材料放在鼻子的什么位置？

自体肋软骨、硅胶等材料都需要置入体内才能达到局部垫高的效果。那么，隆鼻过程中这些材料应该放在哪个位置呢？

无论是软骨、硅胶假体或者膨体等，鼻背部分的材料必须放置于鼻骨骨膜与骨组织之间，方可使假体与鼻部形成一个连续稳固的整体，假体不会松动漂浮，同时能够最大限度地减少排异反应，外观自然。隆鼻过程中一定要保证隆鼻手术的假体埋入这个深度，避免把假体置入皮下。

L型硅胶假体顶端加耳软骨的组合材料，假体的鼻背部分如上述放在骨膜上，耳软骨放置在L型假体鼻尖拐角的位置，此部分要放置在下外侧软骨表面、皮肤下面。

鼻部综合整形时，有时需取出部分鼻中隔软骨，根据鼻中隔软骨的特性，进行鼻尖及鼻小柱的整形。如进行鼻中隔延伸移植，则要将软骨固定在鼻中隔尾侧，并且夹在下外侧软骨中间，站立在鼻前嵴上，让鼻尖向前向下，解决"朝天鼻"

和"露鼻孔"问题,而鼻尖部分也在皮肤下面。如果取肋软骨,放置的层次与此类同。

　　玻尿酸注射隆鼻时,虽然无法像手术那样可以确定放置层次,也应根据经验,将填充物尽量填充在骨膜上方。具体方法是:一只手捏提鼻背部皮肤,根据经验,一边注射一边按捏塑形,尽量避免注射过浅。而自体脂肪注射,可选的层次就更多一些,可以在骨膜上,也可以在皮肤下面都比较安全。

　　临床遇到很多再次鼻部整形的求美者,由于正常的解剖层次已经不复存在,医生只能根据经验来达到尽可能在相类似的层次来操作。

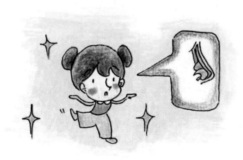

⑫ 鼻假体可以在体内放多长时间？有害吗？以后需要取出来吗？

　　目前,常用的鼻假体为硅胶假体和膨体材料。理论上来讲,这两种材料都是十分安全及稳固的,对人体无毒、无害。

17

硅胶假体是目前最常使用的隆鼻材料，具有非常好的生物相容性，化学惰性好，无毒、不致癌、不致畸，价格也相对较为低廉。国家对硅胶假体的使用寿命没有限制，很多求美者放置的时间已达20多年，无论安全性和效果都显示出良好的结果。因此，如果未出现明显不适，完全可以不用取出。当然，如果出现不适，或者心理上产生排斥不能接受，完全可以随时取出，或者更换假体。

膨体材料也是目前使用较多的一种隆鼻假体。它质地韧、安全性高，与人体的组织相容性非常理想，植入后不会对人体产生副作用；效果较自然，假体材料也是永久性，终身不需要更换。但其缺点是更换困难。

> 假体材料植入后需要个人的护理，假体材料的保持时间也与个人是否保护好假体有关。如果假体出现歪斜或者外露的情况，可以取出修复。

13 鼻部整形后鼻子会歪吗？一旦歪了，该怎么办？

歪斜是隆鼻术后最常见的并发症，常见的鼻歪斜有鼻根部歪斜、鼻梁轴线歪斜、鼻尖歪斜，以及鼻梁轴线偏移。其发生的原因：有的是由受术者本身条件所致，如鼻梁轴线不正、鼻中隔歪曲、鼻小柱歪斜等；有的是由于手术本身所造成的，如在术中分离腔穴偏小发生歪斜、分离腔穴不彻底、厚薄不匀、假体制作雕塑不好等。

正常人的鼻子都会有稍微的歪斜，所以轻微的鼻部歪斜属于正常现象，是无需矫正的。当隆鼻后出现了明显的歪斜也不必惊慌。首先，仔细分析造成鼻子歪斜的原因。如果是术后初期因假体固定不牢，或用力碰撞后造成的假体偏斜，可以用手将假体推向正常位置并固定。当植入假体后鼻梁歪曲太多，大多是因为假体的接触面与鼻骨的形态不一致造成的。可以取出假体，调整假体与鼻骨的吻合程度来矫正。当隆鼻后鼻子歪斜很严重时或伴随有其他不良事件时，则要进行修复术。

需要提醒大家的是，植入假体后特别是植入早期，一定要注意保护手术伤口和假体。一旦出现异常情况，应该及时去医院做检测。有些病例，在早期可以不需要手术来调整歪斜。

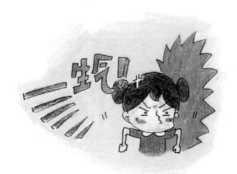

⑭ 什么是鞍鼻？鞍鼻畸形如何矫正？

鞍鼻是人们常说的明显的塌鼻梁。此类鼻畸形特点是，鼻梁比正常高度低，鼻背呈不同程度的凹陷畸形，但鼻尖上翘呈马鞍状。鞍鼻多由外伤、感染引起，也见于先天发育畸形。外伤性鞍鼻多半是鼻骨凹陷性骨折未作适当处理，或因鼻中隔手术切除软骨过多所造成。

（1）鞍鼻程度分类

轻度鞍鼻　鼻梁低，而鼻尖大多还有一定的高度向上翘起。

中度鞍鼻　鼻背明显凹陷，鼻根部宽，两鼻孔朝天，鼻尖部和鼻小柱低平，鼻的长度较短。

重度鞍鼻　鼻背凹陷严重，几乎无鼻梁的骨性结构，鼻腔黏膜可能有畸形。

（2）鞍鼻矫正手术方式　鞍鼻给人精神萎靡、缺乏自信的感觉，严重者甚至导致戴眼镜都不方便。幸运的是，可通过鼻整形手术来弥补这个缺陷。鞍鼻最好在青春期发育后进行，这时鼻发育已基本定型，行手术治疗不会影响鼻的发育。手术方式一般分为以下几类。

自体组织填充　这是一种安全、传统且非常可靠的手术方式。通过选取体内的材料（一般是肋软骨或者髂骨等），按照鼻子所需要的填充模型进行雕刻，然后将雕刻好的自体材料移植到凹陷部位。此种方法非常安全可靠。由于需要自身选材，所以有一些额外的损伤。

材料填充隆鼻　这是目前运用最为广泛的一项技术，使用固体硅橡胶、膨体等材料。由于材料为工业化生产，安全可靠，减小了求美者自身取材的痛苦。再加上有的材料比较廉价，塑型效果也较好，所以广泛受到爱美人士的青睐。但是，由于材料可能存在感染或者排异，需要医生充分评估其优缺点。

注射隆鼻　注射玻尿酸进行隆鼻操作简单，不留瘢痕，效果明显。但是，由于鞍鼻本身鼻根严重凹陷，既往有骨折或感染者，风险较大，立体效果不佳，不太适合鞍鼻治疗，故需慎重使用。

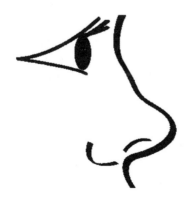

15 什么样的鼻子是短鼻？可以延长吗？

一般来说，鼻长约占面部长度的1/3，大约为6.0~7.5cm。短鼻是指鼻的长度或者比例小于正常数值，短鼻常伴有高度不够，表现为鼻梁塌陷、鼻尖上翘、鼻孔外露等，严重的短鼻属于先天性畸形。

构成鼻子的鼻骨短，皮肤、软骨、黏膜都不够长，要足够延长有很大难度。因为鼻尖部受到植入物压迫的力量非常大，在鼻尖不受伤害的条件下增加鼻子的长度，并能够安全维持长度是短鼻手术的重点，复杂的操作使得鼻延长成为鼻整形中最难的一类手术之一。

目前，常用的短鼻延长手术为鼻中隔延长术加隆鼻术，手术采用全开放式。首先，用肋软骨或者硅胶假体矫正鼻梁；

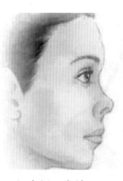 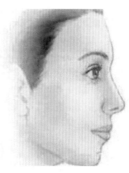

短鼻矫正术前　　　　　　　　短鼻矫正术后

然后，通过自身的肋软骨或鼻中隔软骨支撑在后方的鼻中隔软骨上，将大翼软骨强制性前移，带动邻近软组织同时扩张，把鼻小柱和鼻头同时延长。

⑯ 什么是驼峰鼻？可以通过手术矫正吗？

驼峰鼻是一种先天性畸形，是指鼻子又长、又大、又高，而且鼻子中间部骨头突出，形成像山峰或者驼峰样隆起的形状。驼峰鼻多数是由于先天性原因，在鼻发育过程中局部组织生长过度所致，也偶尔由于鼻骨外伤扭曲愈合或后期骨痂增生所造成。除形态异常外，并无功能障碍，也不会影响嗅觉、发音和呼吸功能。驼峰鼻在西方人种中更为常见。而在东方人种中，大部分的驼峰鼻表现为鼻背部的轻度棘状突起。当驼峰很明显，影响鼻与其他面部器官的协调时，可以通过驼峰鼻整形术进行矫正。

驼峰鼻整形的目的是把这样的鼻子通过手术做小，尤其是要去除驼峰，使鼻背从侧面观察平直。手术包括凿除成角突起的骨和软骨组织、缩短鼻长径、修复鼻端等步骤。因外伤所致者，可运用上述原则结合畸形的具体特点进行手术矫正。

具体来讲，对于额鼻角在标准范围内、鼻面角在30°以内，而鼻根与驼峰连线和鼻根与鼻尖连线之间的夹角小于5°的求美者，大多是由于鼻尖发育偏差引起的，可通过隆鼻植入假体掩盖驼峰鼻整形术进行矫正。对于鼻尖发育良好，鼻面角在正常范围，鼻背发育较宽大且有成角畸形者，可通过截骨手术、磨骨手术等整形术进行纠正。对于鼻背较长，鼻背上部较窄而隆起，鼻基部下倾，鼻尖偏小并向前下方弯曲，形似鹰喙的鼻型（也称为鹰钩鼻），效果最理想的手术方式是截骨法驼峰鼻整形术。

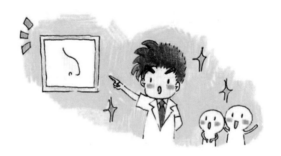

⓱ 什么是阔鼻畸形？怎样通过手术矫正？

阔鼻，顾名思义就是鼻子宽度过大，鼻翼两侧的位置过远，宽度大于鼻长度的70%，鼻背、鼻根也都相对过于宽阔。

阔鼻畸形的病因有两种：一是家族遗传，如眼眶距增宽症表现的阔鼻、遗传性阔鼻特征；二是后天形成，如外伤造成的，也有肿瘤治疗等所致的继发畸形。

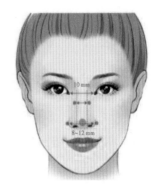

阔鼻畸形导致的蛙鼻外观严重影响了面部的整体美观，不用太过于担心，这些都可以通过鼻部整形进行矫正。这些手术包括鼻翼缩窄、鼻尖整形、鼻延长、鼻梁抬高、鼻基底抬高，特别是鼻部截骨手术。需要注意的是，由于截骨线处的骨组织术后可能被外侧瘢痕组织牵拉而致阔鼻畸形复发，因此术后适当矫枉过正的固定也是必不可少的，且固定时间至少10天。

⑱ 什么是朝天鼻？可矫正吗？

朝天鼻是指鼻尖与嘴唇形成105°以上的角度，鼻尖翘起，鼻孔朝上，鼻孔暴露较多，是一种常见的鼻畸形，东方人占比例较多。主要是由于鼻骨及鼻软骨发育不良的结果，鼻梁短是其典型特征。按其形成原因，基本上分为两类：①原发性，这是因为先天的因素或后天的软骨发育不良所造成；②继发性，通常是隆鼻手术后或鼻部外伤后组织的挛缩所造成。也有人依照朝天鼻的特征分成两类：一类是鼻梁太短造成的朝天鼻；另一类是鼻尖的软骨往上翘高移位所造成的朝天鼻。绝大部分的原发性朝天鼻是属于鼻尖往上翘高移位的朝天鼻。

通过全面的术前评估，选择适当的矫正方式是关键。不过，朝天鼻整形不是单单把假体模型植入就可达到改善目的，而是需要做软组织广泛剥离放松，有时甚至还要做软组织移植修补。不然，手术后的瘢痕挛缩会导致已经拉长的鼻子又缩回去。一般来讲，鼻子越朝天，手术困难度就越大，而继发性的又比原发性的手术难度更高。这是因为继发性的有瘢痕组织的挛缩，以及一些鼻部构造的扭曲变形，导致手术的难度增高。为了能够拥有一个完美的效果，还是建议选择正规的整形医院和有经验的整形医生。

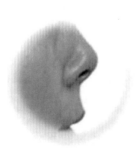 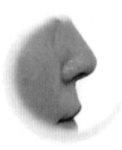

朝天鼻矫正术前　　　　　　朝天鼻矫正术后

⑲ 先天性歪鼻可以通过手术矫正吗?

歪鼻,即鼻部歪斜,就是鼻背的中线不在面部正中线,包括鼻骨、鼻中隔软骨及鼻部骨性结构单纯性或联合性歪斜。歪鼻一般分为先天性歪鼻和后天性歪鼻。其中,先天性歪鼻多是由于胚胎发育过程中造成的鼻部畸形;后天性歪鼻多为创伤导致的。但由于无法回忆的儿童时期损伤所致的歪鼻也被认为是先天性的,这些都可以通过手术矫正。临床上,根据歪鼻的形状分为倾斜型、C型及S型。

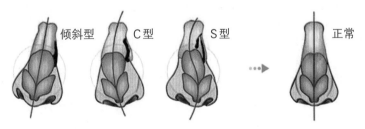

(1)倾斜型:又称单纯性歪鼻,多为鼻软骨部即鼻下部偏斜,也可伴有轻度鼻骨偏斜,特点是鼻梁中、下部偏向中轴线一侧,以鼻尖点离中轴线最远。多为先天性或幼年时期外伤所致。

(2)C型:该型特点是鼻根与鼻尖均位于轴线上,鼻梁中部弯曲呈C字形离开中轴线。

（3）S型：该型又称复杂型歪鼻，鼻软骨部及骨锥部向不同方向偏曲呈S字形。

根据歪鼻的分型，结合软骨部或骨部的不同情况，可分别行软骨部整形术，或同时进行骨部、软骨部整形术。歪鼻整形手术具有一定难度，而且手术后有很大的复发可能，这点求美者一定要加以了解。

⓴ 鼻尖形态不佳都包括什么？可以通过手术改善吗？

鼻部位于面部的中央，呈三维锥体，鼻尖呈多重的对称曲线。鼻子的形态对整个面部轮廓的和谐至关重要，尤其鼻尖的影响非常大。很多人鼻子不好看的原因就是鼻尖形态不佳，比如鼻尖肥大、圆钝、低平，鼻尖过高、鹰钩鼻、鼻尖隐裂等，这些情况多系先天性的，有家族遗传倾向，也见于后天性原因如外伤、感染、肿瘤切除所致的缺损等，都可以

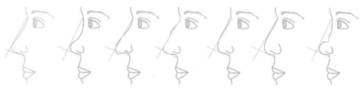

正常　　　鞍鼻　　　鹰钩鼻　　驼峰鼻　　　高梁鼻　　鼻尖圆钝　　鼻缺损

通过鼻尖整形手术改变。

常见的鼻尖整形术

（1）低鼻尖矫正术：可以使用软骨（鼻部软骨或耳软骨）移植法抬高鼻尖；双侧鼻翼软骨内脚靠拢法抬高鼻尖；鼻尖形态较好，仅是略低时，使用鼻翼基底楔形切除法抬高鼻尖。

（2）超高鼻尖矫正术：较大弧度抬高的鼻尖称为超高鼻尖。可通过软骨间切口，全层切除鼻翼软骨穹窿最突出的部分，然后断端缝接。间断浅层划开对接的两侧软骨，使鼻尖峭而不锐。

（3）钝平鼻尖矫正术：通过鼻孔内鼻翼缘切口，显露双侧鼻翼软骨穹窿部，切除鼻翼软骨内侧脚间的软组织，拉拢缝合两内侧脚，并视情况进行软骨移植。

（4）肥厚鼻尖矫正术：这类鼻子俗称"蒜头鼻"。是因为皮肤较厚，皮下组织量多，软骨支架肥厚且向外膨隆。可通过手术，均匀剪除鼻部各个部位过多的纤维脂肪组织，并旋转外侧脚促使鼻翼内收，并加固鼻孔、缩小鼻翼来矫正过于肥厚的鼻尖。

鼻头整形是鼻部整形的难点，也是亮点，需要手术前和医生进行详细沟通。手术医生也应该在手术前对手术有一个步骤的陈列和对于手术细节的把控。

㉑ 鼻小柱形态不佳包括什么？可以通过手术改善吗？

鼻小柱是鼻尖到唇部的一段组织。简单地说，从面部偏下方看鼻子，两鼻孔中间的就是鼻小柱。完美鼻小柱的长短与曲度应该与鼻翼的关系是协调的。如果鼻小柱的形态不佳，将会对整个鼻子的外形影响很大，所以现在很多人都利用手术来改善鼻小柱，重塑完美鼻型。

最常见的鼻小柱不佳形态包括鼻小柱过宽、过短、内陷、下垂、偏斜等，大多是由先天性畸形或者后天性不同程度的损伤所致。针对不同的情况，进行充分的术前评估后，可以通过不同的手术方法进行矫正。

（1）鼻小柱过宽：只需在鼻孔内缘切除过多组织，然后缝合切口即可。如伴随鼻翼软骨内侧脚增生肥厚者或两内侧脚过度张开者，可部分切除增生的内侧脚，剪除两内侧脚间过多的结缔组织，拉拢缝合即可，同时又能增高鼻高度。

（2）鼻小柱过短：可用V-Y成形法进行鼻小

柱延长。为了便于加长鼻小柱的长度，在放进植入体以前，需将鼻小柱内的降鼻肌的大部分肌纤维剪除，以便充分加长鼻小柱。

（3）鼻小柱过长：则行鼻小柱缩短术，与上面鼻小柱延长术相反。

（4）鼻小柱内陷：如果鼻尖高度正常，可直接利用移植物充填内陷的鼻小柱；而合并鼻尖低平者，可用自体骨或假体雕刻成L形纠正上述畸形。

（5）鼻小柱下垂：可梭形切除全层中隔组织，上提鼻小柱，也可施行鼻小柱边缘切口切除部分皮肤软组织以纠正。

（6）鼻小柱偏斜甚至缺损：常常会伴有前鼻孔、鼻尖，甚至鼻翼的畸形，需要更为复杂的全面评估后再进行综合治疗。

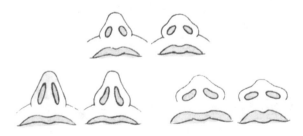

各种形态鼻小柱

22 鼻翼形态不佳包括什么？可以通过手术改善吗？

鼻翼，是指鼻尖两侧的部分，由皮肤、皮下软组织及软骨组成。常见的鼻翼不佳形态包括下垂、过宽、肥厚、塌陷及缺损等，大多由先天畸形或后天损伤所致，使鼻翼鼻头与鼻尖鼻梁之间的弧度美感丧失，严重的更会影响整个面部美观。不过，通过充分的术前评估，选择合适的手术方式，这些不佳的鼻翼形态可以得到有效矫正。主要的鼻翼整形手术如下。

鼻翼缩小术 鼻翼宽时鼻孔就会显得很大，如果鼻翼很宽，就算鼻子不低也会显得很低，会显得比较愚钝、没精神，所以不会有好印象。鼻子低而鼻翼微宽时，只要以隆鼻术就可以达到鼻翼缩小自然的效果。鼻翼很宽的人，需进行鼻翼缩小术才能使整个鼻子变小而显得成熟。鼻翼不太宽者，可在鼻小柱内插入辅助柱，鼻尖行软骨移植术，鼻尖就会挺上去，鼻翼幅度就会缩小，不需要其他的手术。

鼻翼内收术 鼻翼肥厚、宽大、扁平在中国人中很常见，可以通过切除鼻翼下部使鼻翼缩窄，或通过切除肥厚的鼻孔基底部，并向中间拉近，会有很好的鼻翼整形效果。

鼻翼切除术 鼻翼切除术是适用于东方人或黑种人的鼻翼整形手术，是鼻底太宽或鼻孔太大时缩小鼻翼的方法。鼻翼宽时，大多是因为鼻翼皮肤多余，应切除鼻翼下边皮肤，然后缝合切口，缩小鼻翼，可使鼻孔显得较长。切口留在鼻翼和颊的界线，瘢痕不会明显。

鼻翼去薄术 手术一般会采取部分组织切除，或是对缺损组织进行填充等方式。但根据鼻翼的不同情况，具体采取的手术方式也有所不同。

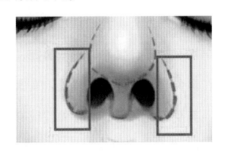

23 隆鼻术后有哪些并发症？如何处理？

隆鼻术作为目前开展最多的整形美容手术之一，虽然技术已经非常成熟，但作为手术来说，不可避免地存在一定风险。术中常见的并发症包括昏厥，过敏，中毒，术区疼痛、水肿、神经损伤、出血等，这需要医护人员精湛的技术和高度尽责来尽量避免术中并发症的出现。常见的术后并发症及处理方法如下。

（1）肿胀淤血：隆鼻手术要在鼻背分离出一个腔穴，并将硅胶假体置入其中。由于手术本身的创伤，故术后肿胀、淤血在所难免。肿胀淤血的程度及持续时间，在个体之间存在着差异，这也与手术的操作直接有关。一般肿胀淤血的持续时间在一周左右。所以如果想接受隆鼻手术，首先应有时间的安排，以免影响正常的工作和生活。另外，术后冷敷、7天后热敷，有利于肿胀淤血的消退。

（2）假体外露：隆鼻术后皮肤或黏膜有出现穿孔及假体外露的可能性。主要易发于鼻孔内切口附近及鼻尖部。鼻孔内主要表现为早期有少量分泌物，形成鼻痂，最后硅胶假体外露或穿出；在鼻尖部，早期局部发亮，有紧张感，以后逐渐发红并变薄，其至穿孔，硅胶假体外露或穿出，常有少量分泌物。这些情况主要与手术操作有关。其一是分离腔穴过浅，其二是由于假体雕塑过宽、过厚、过锐；另外与术后的撞击也有一定的关系。一旦发现有上述情况发生，应及早到医院就诊，以免造成感染，或更大的穿孔及皮肤溃烂，形成瘢痕。

（3）鼻歪斜：鼻歪斜是隆鼻术后常见的并发症，包括鼻根部歪斜、鼻梁轴线歪斜、鼻尖歪斜，以及鼻梁轴线整体偏移。其发生的原因，有的是由受术者本身条件所致，如鼻梁轴线不正、鼻中隔歪曲、鼻小柱歪斜等。另有一些是由于手术本身所造成，如术中分离腔穴偏小、分离腔穴不彻底、厚薄不匀、硅胶假体制作雕塑不好等。值得一提的是，患者心理因素也会造成感觉鼻"歪斜"，在心理的暗示下，会认为鼻歪斜到一侧，而实际上鼻子却是不歪的。应该注意这个问题，心理不健康患者不宜手术。求美者一定要知道：绝对的"正"是没有的，只有相对的"正"。鼻的歪斜，轻度的可在医生指导下手法复位，重者只能再次手术矫正。

（4）外观不协调：和谐为美，隆鼻术也是同样的。首先应与面部其他器官协调，表现为鼻外观的高度、宽窄、曲直等应该保持协调。就外观而言，也存在着鼻梁与鼻头的协调、鼻梁与鼻孔的协调等问题。比如一个圆钝的鼻头，却做了一个细窄的鼻梁，那样是非常难看的。

（5）假体的体表投影：有的人隆鼻后，别人一眼就能看出是手术的结果，也就是人们所说的"很假"。即使在皮外，就可看到隆鼻假体的轮廓，也就是假体的体表投影，而且在强光下可看到鼻梁"透光"，还可以用手轻易晃动鼻假体，这完全是由于隆鼻假体置入层次过浅所造成。要解决这个问题，只能是再次手术，将假体置入到正确的层次之中去。

（6）鼻部皮肤溃破：这是由于植入体对皮肤持续施加过大压力而造成的，也是受术者过分强调垫高鼻尖和手术者对皮肤顺应性的评估出现偏差的后果。如果手术后发现鼻子尤其是鼻尖局部皮肤发红或发白，要及早复诊。必要时进行修整手术或将植入体取出，以免遗留皮肤瘢痕。

（7）其他：如感染、对植入体的排斥反应、伤口愈合不良和鼻孔缘畸形等。

并发症有各方面原因，有医生原因，也有患者因素。医生要做的就是认真按照操作程序，减少并发症的产生。如果并发症很严重，那么就要实事求是地挽救手术效果，必要时要重新手术，求美者更要对此加以明确。

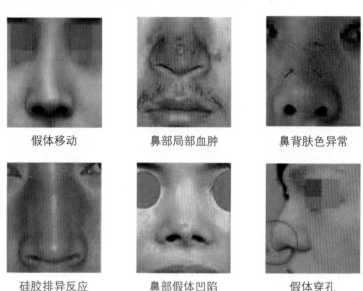

假体移动　　　　　　鼻部局部血肿　　　　　　鼻背肤色异常

硅胶排异反应　　　　鼻部假体凹陷　　　　　　假体穿孔

24 隆鼻术后效果不满意怎么办？可以修复吗？

如果隆鼻术后效果不满意，比如感觉鼻部外形太假、太高、太低、鼻子畸形等原因而达不到预期的效果，或者假体滑动、假体外露导致术后鼻部形态不理想等情况，可以通过手术修复。

根据不同情况选择最佳的修复时间，比如对于效果不满意者，可以在术后6个月选择再次手术；而术后如果出现假体下端斜歪、鼻尖假体轮廓外显的，可以先早点取出假体，观察半年后，根据具体情况决定是否再次隆鼻。对于假体漂浮感、滑动幅度过大等，一旦发现，即可行隆鼻修复；如果出现假体外露等问题，应立刻取出假体，加强抗感染治疗，半年后再考虑是否再次修复术。

但需要注意的是，要避免个人心理因素所导致的手术效果不满意。在进行修复前，一定要先咨询专家，在专家的指导下，弄清隆鼻效果不满意的原因，再由专家制订相应的方案来进行修复。

因为隆鼻修复并不是一个简单的手术，手术前需要进行认真设计；而且手术要保证成功率，还需要在手术后做好个

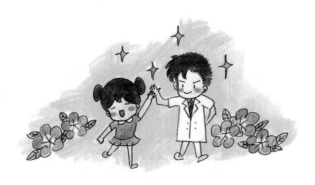

人护理。尤其是选择正规的医院，才能保证假体隆鼻修复方法的正确，避免失败再次发生！

二、手术相关知识

㉕ 鼻部整形手术采用什么麻醉方式？

现代外科的发展基础是麻醉、输血和无菌操作。因此，某种意义上来说，没有麻醉，就没有现代外科学的发展，更没有整形外科的今天。从这个角度来考量，无论怎样强调麻醉的重要性都不为过。医生从手术安全的角度特别重视麻醉；而患者也往往发自内心地对手术疼痛特别担心和恐惧。因此，医患双方都要求有良好的麻醉阵痛。有些患者甚至在就诊的时候就要求医生在手术当中要"麻醉好"，最好能够边"睡觉"，医生边做手术。那么，鼻部整形手术的麻醉有什么要求？选择哪种麻醉方式最安全？全身麻醉是最安全的吗？

首先让我们对疼痛（包括手术疼痛）做个初步了解，医学界对疼痛有等级判定，一般来说由轻到重分为10个等级，0为无痛；1~3级为轻度疼痛；3~5级为中度疼痛；5~7级为较重度疼痛；7~9级为重度疼痛；10级为剧烈疼痛。绝大多数整形手术的痛感都在3级左右，远比骨折或者分娩疼痛为轻。因此，在良好的麻醉下都会保证手术过程的无痛，求美者大可不必过于担心。

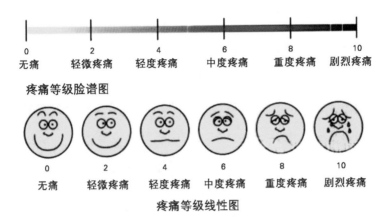

疼痛等级脸谱图

| 0 | 2 | 4 | 6 | 8 | 10 |
| 无痛 | 轻微疼痛 | 轻度疼痛 | 中度疼痛 | 重度疼痛 | 剧烈疼痛 |

疼痛等级线性图

从患者容易理解的角度出发，可以将麻醉方法分成3种：局部麻醉、睡眠麻醉、全身麻醉。而从医学的角度来区分，其实就是局部浸润麻醉和全身麻醉两类。

（1）局部麻醉（简称局麻）：就是将麻醉药品注射在手术区域，或者支配该手术区域的一组神经所在的部位，使得整个隆鼻手术中该区域得到充分的麻醉。在手术过程中患者能感受到手术医生的牵拉等操作，却不会感到疼痛。并且，在此麻醉过程中患者始终是清醒的。局部麻醉采用的药物主要是利多卡因、普鲁卡因、布比卡因、丁卡因等药物。为了减少手术当中的出血，还会在局麻药中加入一点止血的药物肾上腺素。这些药物一般能够维持2~6小时满意的麻醉时间。

局麻的好处有很多，例如：对呼吸，心脏的影响小、安全、操作简便、起效迅速、恢复快、副作用少、手术后即可马上正常的生活活动、手术后无麻药反应。局麻可解决绝大部分隆鼻手术患者的疼痛问题，如硅胶隆鼻、削骨鼻梁、鼻尖整形等都可以采用局麻。但是，患者由于清醒、术中紧张、体验感不佳等，很多患者会因为恐惧而宁愿选择睡眠麻醉或者全身麻醉。其实这是个误区，因为毕竟全身麻醉的风险是远远高于局麻的，建议小的手术还是要听从医生的医嘱，采用局麻手术为佳。

（2）全身麻醉（包括睡眠麻醉，简称全麻）：全麻可以为所有的鼻部整形项目所采用。其中，睡眠麻醉就是全麻，只不过许多患者形象地把麻醉过程形容为睡眠。这种麻醉程度一般比较浅，主要是应用镇静药物，让患者进入睡眠状态，一般注射后5分钟以内就进入睡眠状态，然后再注射局麻药，这个时候已经感觉不到任何疼痛。这个方法适合害怕打针或对手术有恐惧感的人群，小的鼻整形术可以这样操作。为了安全，也要求麻醉4~6个小时前开始禁食。

严格意义上的全身麻醉就是利用麻醉药物产生中枢神经系统的抑制，患者神志消失、全身痛觉丧失、遗忘、反射抑制和骨骼肌松弛，患者在手术过程中就"睡着了"。不会在手术过程中思绪万千，也就没有在局麻状态下患者通常会具有的恐惧感。对鼻部整形来说，特别复杂的或者是时间较长的手术（如需采用自体肋骨的鼻综合手术）时会采用全麻，在麻醉8小时前就必须开始禁食、禁水。另外，术前必须进行血液、肝功能、尿、心电图等相关检查，确保手术安全。全麻必须由有资质的麻醉医师来施行，这点求美者一定要认识清楚。

很多人都对全麻有些害怕，猜测它对人体可能有伤害，因为药物是注射进人体，控制大脑神经。其实，全麻药物对人体大脑神经的抑制都是暂时的，可逆性的。手术之后，麻醉剂会逐渐被肝解毒后代谢，由呼吸道、消化道、泌尿道排出体外。而且通过大量临床研究证明，只要短期内没有过于频繁的麻醉经历，单次麻醉对大脑是没有损害的，对人体的损害甚至不如饮酒过量。

鼻部整形手术选择什么样的麻醉方式，是根据手术的类型、病情、患者的一般状况以及经济承受能力等决定的，还要看实施麻醉的医院和医生有能力进行什么类型的麻醉。做为求美者，除了要了解整形医生的技术水平，还要认真选择具有优秀麻醉技术的麻醉师，以及手术室的设施设备是否齐全，是否有能力处理麻醉不良反应。所以，提醒爱美的朋友，为了自身的安全，整形手术一定要选择有正规资质的医院及医生。

26 鼻部整形有哪些手术切口？有什么优缺点，
需要多久恢复？

　　手术从切开皮肤开始，因此，手术切口的选择是鼻部整形的第一个步骤。就像走进一个房间首先要在合适的墙壁位置开一扇门一样，切口对手术的成功具有重要的意义。鼻部整形手术切口的选择主要决定于手术方式，手术切口既要隐蔽，缝合后瘢痕小；又要能够快速通向鼻部骨和软骨结构，并能够清晰暴露要进行处理的组织结构。从临床医生的角度，主要包括经软骨切口、软骨间切口、鼻翼边缘切口、经鼻小柱切口、鼻小柱边缘软三角切口、经口的唇龈沟切口，如果要缩小鼻翼，则需做鼻尖部切口或者鼻翼基底切口。

　　临床上比较常见的切口有两种：对于简单的假体隆鼻术，很多医生采用右侧鼻小柱边缘软三角切口，切口长度4~6mm，切口非常隐蔽，能够很容易地放入硅胶或者膨体假体；缝合切口的时候皮肤黏膜面要对合整齐，瘢痕非常轻微。但是，这个切口无法暴露软组织，更不要说软骨和骨。因此，需要医生具有丰富的临床经验，盲视下剥离出居中、宽度合适的腔隙。另一个常用的切口就是经鼻小柱切口，一般在鼻小柱中央最狭窄的位置做"飞鸟"样的切口，向两侧延伸到鼻翼缘，然后继续向后上延伸到软骨间切口。这样，通过充分的分离暴露，能够很好地看清楚和处理深部的骨和软骨。因此，这是国外鼻部整形的经典手术切口，也是国内采用越来越多的切口。通过彻底的分离，不但可以有效延长鼻部皮肤等软组织，还可以做到截骨、软骨置入和重排、软组织处理、假体置入、缝合等几乎所有的鼻整形操作。通过切口两侧的精确对位缝合，一般来说瘢痕也是非常轻微的。

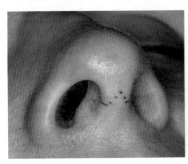
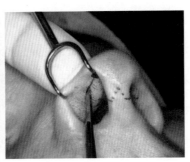

经鼻小柱切口　　　　　　　　软骨间切口

㉗ 鼻部整形有哪些材料？有什么优缺点？

由于中国人的鼻部整形往往是低鼻变高，或者短鼻变长，或者圆鼻头缩窄，因此，往往需要材料置入。材料因分类方法的不同而有所区别。

（1）根据材料来源：可以分为自体或异体生物材料和高

分子合成材料。前者包括软骨、骨、真皮、筋膜、脂肪、异体软骨、异体骨、象牙等；后者包括硅胶、膨体聚四氟乙烯、奥美定、玻尿酸、聚乳酸、可吸收锯齿线、石蜡油、硅油、羟基磷灰石、珊瑚等。

（2）根据使用方法：可以分为手术置入的材料和注射穿刺等材料。前者主要为固态型物质，如硅胶、膨体、软骨、象牙等；后者主要为液态可注射性材料或者可穿刺的线性材料，如玻尿酸、奥美定、脂肪、羟基磷灰石人工骨等，而锯齿线线雕隆鼻则仅需要穿刺皮肤拉紧即可完成手术。

（3）根据临床应用数量的多寡：可以分为常用的材料和稀少的材料。前者主要包括硅胶、自体软骨、真皮、筋膜、玻尿酸等；而后者如石蜡油、奥美定、羟基磷灰石人工骨。由于各种原因，奥美定等材料已很少应用。

（4）根据材料维持的时间长短：可以分为永久性植入材料和临时性材料。前者包括硅胶、膨体、人工骨等。虽然自体或者异体软骨等材料可能有一定程度的吸收，但是目前普遍看来吸收很少，仍然可以归类为永久性材料。后者包括玻尿酸、聚乳酸、可吸收锯齿线等材料，在一定时间内在体内均会降解吸收并排出体外。但是，有些患者或者在并发感染、反复注射等情况下，局部炎症严重，反复刺激皮肤造成吸收轻微。

目前来看，主流的鼻部综合整形材料就是软骨或者软骨加材料（主要为硅胶和膨体）。以此类材料为基础的鼻部综合整形安全、永久、并发症少，外形挺拔美观，是首选的材料。缺点是要切取自体软骨，并且需要一个手术恢复的过程，不过这些代价相对都比较小。而玻尿酸注射虽然恢复快，但是会流动、外形透明、鼻子宽度越来越宽、反复注射引起无菌性炎症明显，最重要的是可能导致失明、皮肤坏死溃烂、大脑动脉栓塞等严重并发症，且发生并发症的概率明显高于手术的鼻部整形。近两年来施行的线雕隆鼻，虽然有简单方便的优点，但是容易感染，穿线口皮肤容易溃烂，外形不佳，皮肤颜色变暗，取出后鼻子变形严重等问题日渐增多，也是不争的事实。因此，一定要充分认识各种材料的优劣，与专业医生一道做好选择。

28 如何正确选择隆鼻假体？

人工隆鼻假体材料目前是应用最多的鼻部整形植入材料，主要包括硅胶和膨体两种。

硅胶假体 从历史经验来看，硅胶假体安全、排异率低、材料便宜实用，手术效果好并能保持永久；万一发生感染、偏斜、穿透等特殊情况都可以完整取出假体，再次进行修复或者更换其他类型的假体。因此，硅胶假体已成为第一选择的人工高分子合成材料，千万不要因为便宜或者大家都使用而加以排斥。但是，对于那些鼻子皮肤菲薄、皮肤特别紧而鼻子又特别低的人，或者想要特别高的鼻梁、特别尖的鼻尖的求美者，单靠硅胶假体则无法满足要求。

膨体材料 膨体材料有很多微孔，可与自身组织细胞结合紧密，不透光，可以将鼻梁垫得很高。但是，单独用膨体垫鼻尖风险很大。因为膨体在体内硬度比较大，张力强，对皮肤的磨损力量大，容易顶破皮肤，往往需要在表面再加一个自体组织如软骨作为盾牌来加以保护。膨体的价格昂贵，感染和排异的风险比较大；一旦出现这些情况在取出的时候对鼻子的损伤也非常大，为后期修复造成很大困难。

对这些材料的选择还是要听从专业医生的意见，在安全合适的基础上选择最适合自己的。

29 隆鼻假体会排异吗？如果排异该怎么处理？

假体置入后会产生排异吗？这可能是求美者最关心的问题。不可否认，人工假体材料植入后确实可能会产生排异，但是发生的概率非常小。

拿两种目前应用最多的材料来说，硅胶的使用历史时间最长，至少五六十年的鼻部整形应用经验来看，发生真正意义上的过敏或者排异的概率不超过0.03%。而且这个数据还是综合了不同厂家生产的硅胶假体的结果，没有排除不同生产厂家产品生产质量差异的因素。要知道，正规厂家和小厂家的工艺流程和产品质量存在很大区别，刨除这些因素，相信单纯过敏反应或者排异的发生率应该更低。

相对于硅胶来说，膨体的感染或者排异发生率更高确实是事实。这种排异可以发生在术后早期1个月内，也可以发生在术后两三年甚至更长时间。研究者总结发生的原因包括生产过程中杂质去除不干净、微孔内细菌存留、膨体本身物质的排异反应等。虽然术中仔细的加压消毒、浸泡、冲洗等处理可能会减少排异，但是其发生率仍然较高。因此，有些医生对膨体的使用目前趋向于保守。但是无论如何，这两种

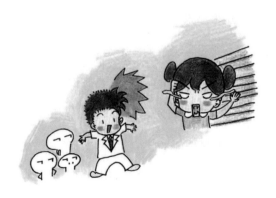

材料的安全性、组织相容性都是尚佳的，而且一旦发生感染和排异都可以完整去除。因此说，消费者完全可以放心大胆地使用。

一旦发生了排异，需要医生对排异的发生强度和特点作具体分析。如果排异非常轻微，可以保守治疗，抗感染、刀口保持无菌、抽取渗出液；如果排异比较严重，最好还是取出假体；抗感染换药，先让局部创口愈合，等到3~6个月后再更换其他材料或者自体软骨来完成整形手术。

㉚ 单纯硅胶隆鼻术已经过时了吗？到底能达到何种效果？

从改革开放之后，中国的美容外科蓬勃发展，其中施行最多的项目就是双眼皮、隆鼻和眼袋。由于亚洲人的鼻梁多数低平，所以鼻部手术往往是做鼻部垫高，而选择的材料都是安全、硬度好、价格实惠的固态硅胶。几十年的数据证明，硅胶材料确实经得起时间的考验，既能很好地维持形态，又具有非常好的安全性。因此，硅胶到目前为止，还是作为整形外科首选的人工材料之一。

不可否认，对于有些患者，如皮肤很薄、鼻梁低平且皮肤特别紧、严重的鞍鼻、严重的朝天鼻，单纯的硅胶假体隆鼻确实不是良好的适应证。但是，对于大多数基础条件良好的患者，单纯的硅胶隆鼻或者结合自体真皮及筋膜组织、结合软骨移植，仍然是首选方法。单纯假体隆鼻并不过时，这种方法不但简单、安全、价廉，可以反复多次手术，而且，做出来的效果丝毫不逊于肋软骨的鼻部综合整形。当然，前提条件是要找到优秀的整形医生，做出科学合理的判断。

31 膨体材料比硅胶材料更好吗？

硅胶和膨体是临床应用最多的两种高分子化学材料，也是目前最安全、最稳定的鼻部填充材料，可以提供坚强的支撑、良好的固位、合适的韧度、友好的界面、长久的效果，这点是任何注射材料、线雕材料所无法比拟的。

不可否认，鼻假体有透光、长期置入后局部皮肤变薄、皮肤过于细腻等问题，也正因此才开发了膨体材料。膨体的最大好处是与置入物包膜之间的"渗透样"关系。因为膨体材料属于多孔结构，人体的组织细胞可以逐渐长入到空隙内，达到更加牢固的固定效果；而且由于组织"渗透样"长入材料里面，相当于使皮肤变厚变结实，所以大大减轻了"透光"

现象,假体表面的皮肤更加自然;也正由于这种渗透样的作用,使得假体非常牢固,不易晃动,这也是另外一个优点。

但是,事物都有两面性,膨体材料的缺点也是非常明显的。一个是感染问题,膨体的感染率相对较硅胶为高,可能与制作工艺有关,也可能与材料本身的易感染性有关,也可能与医生的操作有关;另一个是取出的难度和副损伤的问题,一旦感染必须去除。但是,由于上述的渗透样作用,周围的组织已经长入材料内,所以取出的时候非常困难,而且很容易撕扯损伤鼻自身的软组织,故取出膨体后的鼻子非常难看。

因此,针对不同的鼻部情况,由医生和求美者共同商讨,选择最合适的假体才是优选方案!

32 耳软骨、肋软骨、鼻中隔软骨各有什么优缺点?

这3种软骨都是鼻部整形最常采取的软骨,其中耳软骨属于弹性软骨,软骨较薄,弹性纤维较多,容易弯曲转折,力度和刚性较小;肋软骨和鼻中隔软骨属于透明软骨,较坚韧不易弯曲,能够提供坚强的支撑力度,尤其是肋软骨。

耳软骨 耳软骨的切取最容易。如果耳廓较大,可以获取比较大的软骨片,损伤也很小,恢复也迅速,瘢痕隐蔽且轻微，对耳廓外形影响较小，是求美者最乐于选择的方案。利用耳廓软骨主要用于鼻小柱中央的支撑、鼻小柱延长、鼻背延长、鼻尖盾牌支撑的作用，结合硅胶或者膨体制作材料和软骨复合物，可以解决很多基础良好的鼻部整形问题。

肋软骨　切取肋软骨一般需要全麻，需要住院治疗，也有人采用局麻来切取肋软骨。一般选择第5~8肋软骨。也有人愿意切取浮肋，恢复时间较长，瘢痕相对也最明显。有的医生选择在乳房下皱襞做切口，可以相对比较隐蔽。有的医生为了减轻瘢痕，用1cm的切口获取3~5cm的软骨。如果仅为了减小切口而用力牵拉皮肤，不但皮肤牵拉后瘢痕会更重，而且深部操作止血不易，容易造成大出血或者撕裂过多软组织，甚至撕破胸膜产生气胸，危及生命。因此，我们不建议仅仅为了减小一点点切口而冒太大的风险，毕竟手术的安全性永远是第一位的。肋软骨组织量充分，可以提供最坚强的支撑，无论做鼻背延长还是鼻小柱延长，效果都非常确定。如果求美者心理上排斥假体，可以做全肋骨的鼻整形。当然，这样需要切取更大块的软骨。

鼻中隔　在欧美国家大多会切取鼻中隔。因为他们本来鼻子就很宽大高耸，鼻中隔发育好，组织量充足。经过鼻小柱入路的同时切取鼻中隔非常方便，可以用作鼻小柱夹板移植和鼻尖盾牌移植。但是，对于很多中国人来说，鼻背塌陷，鼻中隔本来就发育不良，组织量很少，无法切取充足的量，往往需要结合耳廓软骨一起使用。另外，很多人鼻中隔过薄过脆，支撑力度并不好。如果有的人鼻子皮肤非常肥厚，皮脂腺发达，韧度特别大，那么鼻中隔更加无法使用。并且，切取鼻中隔的时候造成黏膜撕裂、血肿、鼻中隔穿孔等并发症并不少见。因此，肋软骨移植可能更加适合中国人。

33 取耳软骨后有什么后遗症？会对耳朵外形和听力有影响吗？

耳廓软骨是鼻部整形最重要的软骨库。据不完全统计，有70%左右的鼻部整形手术采取了一定的耳廓软骨作为材料，而并发症却非常微小，仅有血肿、感染、瘢痕、轻度挛缩等常见的组织移植并发症，且均不产生严重的后果。

如果取软骨的量少，可以在耳廓后面、颅耳角的部位切开取骨，局麻即可，刀口长度大约1cm，可以适当多注射麻药使得局部撑开；另外，耳廓前面耳甲腔的皮肤和软骨之间可以注射麻药，使得皮肤和软骨之间间隙变大，防止在耳后做切口取骨时穿透前面的皮肤。取下片状软骨后要仔细充分止血，防止形成血肿；手术后要轻度加压包扎，睡觉时不要压迫取软骨的耳朵。如果要获取较大块的软骨，在耳甲腔的边缘转折部位做切口则更加方便；同样注射较多的麻药，使得软骨和皮肤适当分离；手术后的包扎和压迫更为重要，一定要让前后壁的皮肤重新良好贴附，不要留有死腔和积血。

一般来说，有经验的医生经过细致的操作，取耳软骨后都不会对耳廓的外形产生影响。但是，如果切取过大块的软骨，尤其是跨越了耳廓不同亚单位结构的粗暴取骨，或者形成了血肿、感染，则可能造成一定程度的耳廓卷曲变形。由于取耳软骨时仅对耳廓进行操作，不会对听力有任何损害，这一点求美者大可放心。

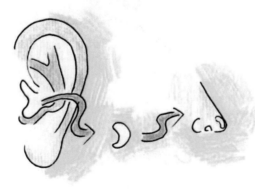

取耳软骨作为鼻部整形材料

34 取鼻中隔的手术有什么好处？有什么危险或者并发症？

鼻中隔软骨是位于两个鼻孔之间的"隔板"样软骨组织，呈不规则四边形板状。自体鼻中隔软骨移植属于自体组织移植的一部分，避免了异体组织排异反应，安全性高。在同一个手术切口，可以进行鼻中隔取软骨和鼻小柱延长手术，无需在身体的其他部位另作第二手术区，总的创伤面积减小，易于被求美者接受。另外，鼻中隔软骨塑形、固定方便，支撑效果明显，对于鼻形条件适合的求美者，更易达到较完美

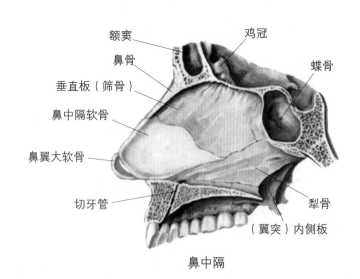

额窦　　　　　　鸡冠
鼻骨　　　　　　蝶骨
垂直板（筛骨）
鼻中隔软骨
鼻翼大软骨
切牙管　　　　　犁骨
　　　　（翼突）内侧板

鼻中隔

的鼻形。而且，鼻中隔软骨质地坚硬，容易塑造出既圆又翘的鼻头。同时，在临床上也多用于治疗鼻中隔弯曲或矫治鼻塞等问题。

但是，亚洲人的鼻中隔发育一般较小且薄弱，由于骨量有限，只能用于鼻尖的整形，用其抬高延长鼻尖鼻小柱。后期会有部分吸收，吸收率因人而异，吸收会造成原有定型改变，整体效果受到影响。同时，鼻中隔软骨质地较鼻翼软骨坚硬，故术后往往会出现比较硬的触感。鼻中隔手术时会保留局部支撑结构，取出大于一半的鼻中隔软骨组织，所以可能后期存在影响鼻腔功能、出现歪鼻的风险。

35 我不想用假体，全用肋软骨可以吗？有什么危险吗？

使用自体的肋软骨移植作为隆鼻材料，避免了假体植入可能引起的排异反应，安全性是比较高的。严重扁平鼻畸形、鼻孔外露畸形（朝天鼻）、全鼻再造手术、反复整形失败的病例需要支架材料时，自体肋软骨是首选材料。此时如用大块人工材料填充，就非常容易发生术后并发症。

但是，自体肋软骨骨组织弹性差，如果医生没有相当高的技术水平，很难对其进行塑型，术后外观效果也会比较差；做自体肋软骨移植相当于进行两个部位的手术，一般需要全麻，创伤相对较大，胸部也会遗留手术瘢痕，而且对于无菌要求较高。同时从远期来看，自体肋软骨存在一个吸收率的问题。如果早期伤口愈合较差，或者发生感染，可能由于骨吸收而造成鼻子形态改变。

因此，如果只是局部鼻梁较低，没有严重的鼻畸形，可以选择假体隆鼻，具有创伤小、易塑型等优点。如果是过敏体质，而且心理特别排斥异物植入，可以考虑接受全肋软骨隆鼻手术。

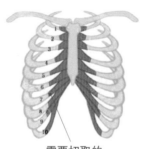
需要切取的
自体肋软骨

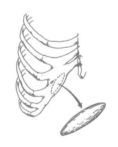
切取的肋
软骨骨片

36 切取肋软骨后会导致胸廓畸形吗？对运动有影响吗？

肋软骨位于胸廓的前部。人的胸廓由靠后方的脊柱、前方的胸骨和两侧的12对肋骨组成，胸廓起到保护心、肺和肝等内脏器官的作用。肋骨则在保护内脏的同时，通过肋间肌的运动，使胸廓扩张或者放松，从而形成胸腔内负压，使肺膨胀和收缩，以完成呼吸运动。肋软骨是整形外科常用的移植材料，用的最多的部位是耳再造和鼻部整形，也用作面部轮廓整形和阴茎再造的支撑材料。

肋软骨切取后不会再生，局部会被纤维结缔组织所替代，类似于皮肤上的瘢痕组织，其强度没有正常肋软骨强，但是一般不会发生胸廓畸形。切取肋软骨时对健康的影响是暂时的，伤口长好后和正常人并无多大区别。随着整形外科技术的发展，术后瘢痕也越来越不明显。一般术后早期略有疼痛，术后1个月可以正常运动。

37 鼻子皮肤薄，医生说整形时需要真皮或筋膜，是怎么一回事？

真皮或者筋膜的软组织填充行鼻部整形，最早用于假体隆鼻辅助鼻尖的整形，特别是对于先天鼻部皮肤较薄且轻度朝天鼻的病例，因为单纯假体隆鼻后，鼻尖皮肤可能会被假体顶得较菲薄，时间久了甚至会顶破皮肤，致假体外露。所以，医生会切取身体的小部分真皮组织（最常用的是臀沟处真皮）

或者筋膜，堆积于假体前端，以增加鼻尖皮肤的厚度，像盾牌一样保护假体，同时鼻尖部分延长，可以塑造更加完美的鼻形。

真皮或者筋膜组织也可用于包裹于假体背面，植入鼻部后可以增厚鼻背部皮肤，减少假体的透光性，使得鼻形更加自然。近年来，也有一些学者主张真皮或者耳后筋膜单纯用于鼻梁较低的病例，完全用自体组织垫高鼻背部软组织，形态比较自然。但是，这个方法并不适合鼻梁过低的求美者。因为软组织塑形能力较差，很难塑造较为立体的鼻形。

38 奥美定或者玻尿酸注射取出后相隔多久可以再次做鼻部整形？

奥美定，学名聚丙烯酰胺水凝胶，是一种无色透明类似果冻状液态物质。2000年，在整形美容行业进行了大规模的使用，从简单的隆鼻、丰太阳穴，到大一些的隆胸、丰臀以及各种软组织凹陷的填充。2006年4月30日，中国国家食品药品监督管理局撤销了奥美定的医疗器械注册证，全面停止其生产、销售和使用。因为它的单体丙烯酰胺有中等毒性，毒害神经系统，损伤肾脏，对循环系统造成伤害，世界卫生组织已将这种物质列为可疑致癌物。奥美定不良事件的表现包括炎症、感染、硬结、团块、质硬、变形、移位、残留等。

　　奥美定注射隆鼻后，周围组织会受到侵蚀，目前临床已证实可以使组织发生玻璃样变及钙化等改变。手术方法很难将奥美定完全取出，会有部分残留，一般不建议取出后立即再做鼻整形手术，尤其是硅胶或者膨体的等鼻假体。由于组织处于敏感状态，可能出现较高的假体排异率，或者持久的组织肿胀，建议再次鼻整形的间隔时间为3~6个月以上。有的取出奥美定后鼻畸形较重，无法正常工作和生活，可以选择自体组织如肋软骨等进行隆鼻，最大程度地降低手术并发症的发生。

　　正规的玻尿酸一般半年到一年会被代谢吸收。如果在玻尿酸注射隆鼻后出现鼻子肿胀、感染等现象，是隆鼻手术失败的表现，需要将注射物玻尿酸取出。但注射物隆鼻很难完全取干净，部分残留的假体可能渗透于鼻背筋膜组织内部，可能对再次植入的假体产生排异反应。因此，建议再次鼻整形的间隔时间为

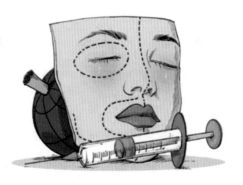

3~6个月以上。可以选择自体组织如肋软骨等进行即刻隆鼻，可获得较理想的鼻型。

㊴ 鼻头圆钝者想要高耸秀气的鼻子可以吗？

鼻头就是我们经常所说的鼻尖，是影响鼻子外观是否美丽的重要结构。鼻头圆钝会显得鼻子不够秀气。想要达到高耸秀气的鼻子，需要通过鼻部综合整形手术来完成，其中鼻尖整形术主要是通过手术的方式纠正先天和后天的鼻尖不正或者鼻头圆钝肥大。

鼻尖整形术灵活多样，主要包括耳软骨垫鼻尖、鼻翼软骨整形、鼻中隔软骨垫鼻尖、肋软骨垫鼻尖等方法。目的是使鼻尖的支架结构垫高，增加其立体感，使鼻子外观更加美丽。手术切口主要采用侧鼻孔入路和鼻小柱开放切口入路两种方法。

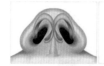 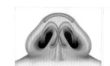

鼻尖整形前	整形后		鼻尖整形前	整形后
鼻小柱开放切口			鼻孔入路	

鼻尖的美感一定从鼻子的生理美学角度出发的，即对称、角度适合、鼻梁的高度和宽度比例适当，再从鼻子与整个面

部，乃至整个身材，以及个人的气质、职业习惯等联系起来。需要对人体美学、面部美学、心理美学等综合把握，兼顾鼻体与人体面部及气质等和谐共存，才能形成浑然天成具有自然美感的鼻子。

40 鼻部截骨手术主要有哪些风险？

鼻骨截骨术适于诸多鼻骨相关畸形者，如驼峰鼻、鹰钩鼻、歪鼻、宽鼻等，都需要靠鼻骨截骨术来矫正畸形。手术切除多余的鼻骨或者软骨，都需用到截骨术，即去除骨峰，缩窄鼻背或修整鼻下部等。这些都是在骨膜下的骨性结构进行操作的，一般都是盲视操作，对于医生的经验和技术要求较高。当然，鼻部截骨量和范围一般都很小，创伤相对也较小，相对于身体其他部位的骨折或者截骨存在的风险会较小，极少危及生命，所以也不要过度紧张。

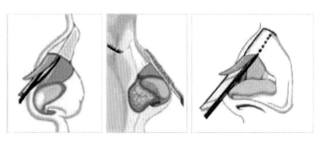

鼻骨截骨术示意图

　　鼻部截骨手术常见的并发症主要有出血、血肿，手术位于鼻孔旁，易被污染，有引起感染使手术失败的风险。在正规医院按照正规流程手术，这些风险发生的概率极低，大部分是可以避免的。驼峰鼻截骨手术后，因鼻背局部骨质增生可能引起轻度隆起，骨吸收引起局部凹陷、不对称、歪斜，严重者甚至发生鼻骨塌陷。截骨手术肿胀期一般较普通隆鼻时间长（数周至数月），淤血可达1个月左右。但是，如果手术后严格按医嘱执行，定期复诊，避免外力干扰，一般可以达到较为满意的鼻型。

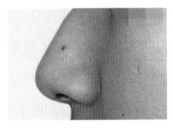 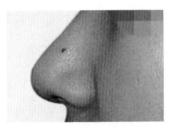

鼻骨截骨术前　　　　　　　　　鼻骨截骨术后

④ 缩鼻翼手术有瘢痕吗？应该缩小到什么程度？

　　鼻翼肥厚肥大多见于黄种人及黑种人，主要是由于鼻底部太宽大或鼻孔较大，同时伴有鼻翼下垂。鼻翼缩小手术可以去除多余的组织，使鼻基底部缩窄、鼻孔缩小，是鼻综合整形手术中获得立体完美鼻型的重要步骤。

鼻翼宽大合并鼻孔宽大者多是因为鼻翼皮肤多余所致，一般采用外切法切除鼻翼外侧及下边的皮肤，缝合切口，缩小鼻翼，可使鼻孔显得长。手术设计切口位于鼻翼基底及鼻翼沟下部鼻翼和颊的界线，完全愈合后，痕迹非常不明显。鼻翼缘肥厚宽大者，可部分切除鼻翼的游离缘，修整后切口缝合至鼻翼内面。

鼻翼缩小手术设计时会根据脸型、鼻子与面部其他部位的协调程度以及结合医患双方审美要求来设计，做适当的缩小，使之看起来更加协调美观。缩小程度目前尚无统一标准。一般认为，鼻尖、鼻翼缘和鼻基底的轮廓构成基地位三角形，鼻基底宽度一般为3~4cm（男性略宽），鼻孔呈水滴形，鼻部最低点与两侧鼻唇沟的起点连线呈三角形，这样的鼻尖部比较完美。

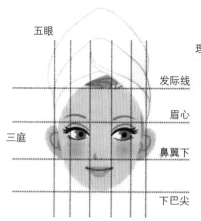

五眼

发际线

眉心

三庭

鼻翼下

下巴尖

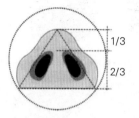

理想的鼻翼宽度占面部总宽度的1/5

1/3

2/3

从下面看时呈正三角形，
鼻孔的长度占2/3

63

㊷ 鼻基底填充一般用什么材料？

鼻基底，就是鼻子与上唇相连的基底部分。鼻基底的高度，主要是指鼻翼下方底部与鼻小柱相同方向上（即前后方向上）的高度；垫高鼻基底以后侧面会更加有立体感，也可以整体抬高鼻部在整个面部的感觉。

面中部整体凹陷的缺陷，单纯通过隆鼻是改善不了的，只有通过鼻基底填充手术，能够抬高面中部，改善凸嘴，达到较满意的效果，同时使面部看上去更饱满一些。

现在鼻基底填充材料主要有生物材料和自体组织两大类。生物材料主要有硅胶、膨体、Medpor 等。手术时，将雕刻好适合形状的材料通过口内切口或者鼻翼切口置于上颌骨骨面上方。自体组织材料最常用的是自体游离脂肪组织。手术时，将自体游离脂肪组织注射入鼻基底区域。但是，脂肪移植有一定成活率，需要多次注射，才可能达到较为满意的效果。

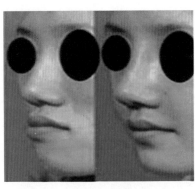

鼻基底填充术前　　　鼻基底填充术后

㊸ 什么是鼻部综合整形手术？

人们对隆鼻、鼻综合整形手术等名词并不陌生，很多求美者在门诊咨询时也常问医生到底是选择隆鼻还是鼻综合整形手术。那么选择合适的手术前首先要弄清楚什么是鼻部综合整形手术。

顾名思义，鼻综合整形手术不是单一的隆鼻手术，它是采用两种以上的手术方法及运用不同材料进行组合的鼻整形术。手术方法也可称之为分段式隆鼻。手术主要分为两段：鼻背区域和鼻头区域。使用的材料包括假体、自体肋软骨、自体耳软骨以及鼻中隔软骨。

首先，鼻背区域抬高可采用柳叶形的假体或自体肋软骨。其次，鼻头部分手术，该部分为鼻综合整形手术的核心。它又可分为两小部分：鼻小柱整形和鼻尖整形。采用自体肋软骨或鼻中隔软骨来抬高或者延长鼻小柱，鼻尖形状的修饰可以采用耳软骨。对于亚洲人来讲，鼻翼往往较宽大，也可同时进行鼻翼缩小手术进行改善。

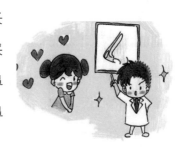

44 鼻部综合整形手术主要解决什么问题?

鼻综合手术主要解决三大问题：鼻背、鼻头及鼻翼的问题。

45 哪些人适合做鼻部综合整形手术?

鼻部综合整形手术主要适合以下情况。

（1）鞍鼻:是我国比较常见的一种鼻畸形。其鼻梁高度低于正常值，鼻梁的骨和软骨部分多半凹陷，但鼻尖向上，形状如马鞍。

（2）低鼻:是指从鼻根到鼻尖部，整个鼻背部较低。严格意义讲，各个民族都有鼻子高度的平均值，如果低于该平均值值，才称之为低鼻。有些人以西方民族的鼻梁高度为标准要求东方人，认为自己的鼻梁低，这显然不合适。另外，确定鼻梁的高低，还得结合脸型等各种特征来考虑。

（3）朝天鼻:鼻孔向上翻，好像鼻孔朝天一样。

（4）短鼻：鼻梁往往短小，好像就只有鼻头一样。

（5）鼻孔横卧鼻：由于鼻端发育不良，导致鼻孔未竖立呈"八"字，鼻翼显宽大扁平，常见于唇裂术后继发的鼻畸形。

（6）鼻头圆钝：鼻头硕大如蒜头，鼻头和鼻梁比例不协调。

（7）鼻翼肥大：东方人比较常见，并常与鞍鼻、鼻头圆钝等合并存在。

（8）反复多次隆鼻：反复做隆鼻手术，对外形不满意或者形成挛缩鼻。

鼻部综合整形手术可以根据患者鼻部外形的具体情况进行鼻背的适当延长、鼻尖的缩小及抬高、鼻翼的缩小等，在解决鼻整体外形中较单纯隆鼻有明显优势。但并不是所有鼻部整形都需做鼻部综合整形手术，医生的评估及患者的选择尤为重要。

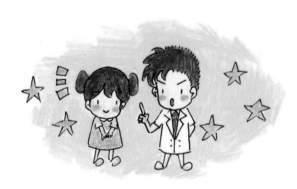

46 做过单纯隆鼻的可以再行综合整形手术吗?

很多患者为了改善鼻部外形,做过单纯假体隆鼻。其中L型假体隆鼻是最经典的隆鼻方式,简单有效。但有时会出现一些并发症,主要原因是假体长时间对皮肤的支撑压迫,导致鼻部皮肤变薄,从而出现透光、鼻头变红、假体台阶感强、鹦鹉嘴畸形等,最严重可能会导致鼻穿孔。还有部分患者做完单纯隆鼻后未能达到理想的效果,希望再次进行修复手术。

这些单纯隆鼻的患者一般是可以再次进行鼻综合整形的。但是,出现假体外露的患者需要等待鼻部的创面恢复后再考虑行修复手术,一般需要间隔3个月到半年,还要看鼻子的恢复情况是否具备手术条件。

47 鼻部综合整形术后有哪些并发症?该如何处理?

任何手术都会有相应的风险以及术后恢复的过程,鼻部综合整形手术也不例外。

鼻部综合整形术后主要并发症

（1）肿胀、淤血：鼻背填充需要在鼻背分离出一个腔隙，将硅胶假体或者自体软骨置入腔隙中。这种组织创伤会导致术后肿胀、淤血。肿胀、淤血的程度及持续时间个体间存有差异，也与手术的操作直接有关。一般肿胀、淤血最明显的时间为1周左右。

（2）鼻歪斜：鼻歪斜是所有鼻整形术后常见的并发症，如鼻根部歪斜、鼻轴线歪斜、鼻尖歪斜等。其发生的原因主要有两个方面：①由于受术者本身基础条件所致，如鼻梁轴线不正、鼻中隔歪曲、鼻小柱歪斜等。②由于手术本身所造成，如术中分离腔穴偏斜、分离腔穴过小不彻底、分离层次不匀、硅胶假体雕塑不对称、鼻尖支架偏斜、鼻翼张力不对称导致偏斜等。

（3）鼻部皮肤溃破：主要是由于植入物对皮肤持续施加过大的压力而造成的，过高隆鼻或皮肤顺应性较差的患者容易发生。如果手术后发现鼻子尤其是鼻尖局部皮肤发红或发白，应及早复诊。必要时可进行修整手术，以免出现破溃，遗留皮肤瘢痕。但鼻综合整形手术鼻尖部位多放置自体软骨进行鼻尖或鼻小柱的支撑，相较于单纯的假体隆鼻来讲，发生鼻部皮肤坏死破溃的风险更低。

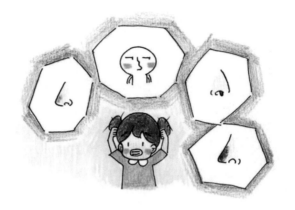

48 鼻部整形手术可以反复多次做吗？

鼻整形的方法有很多种，如注射隆鼻、假体隆鼻、鼻综合整形以及鼻翼整形。如果行注射类隆鼻，如自体脂肪填充隆鼻，其特点是填充物来源于患者本身，有一定吸收的问题，因此是可以反复多次手术的。但是，如假体隆鼻或者鼻综合整形手术，如果对一次手术效果不满意可以考虑修复手术。但不建议无休止地反复多次修改，因为每次手术对于鼻部皮肤都是一次创伤，反复多次手术容易形成局部瘢痕。瘢痕一旦出现挛缩，会直接影响鼻部外形，也给再次修复手术增加难度。

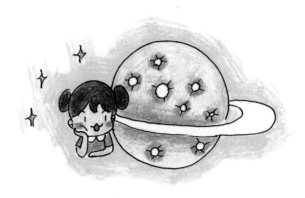

㊾ 由于感染或者反复手术导致的挛缩鼻该怎样修复？

一般来说，挛缩鼻是特指那些由于外伤、感染、假体感染排异迁延不愈等导致的鼻部皮下组织广泛缺失或者粘连，进而使得整个鼻子软组织挛缩，产生类似鞍鼻、短鼻、朝天鼻、皮肤严重皱缩的一种畸形状态。这种鼻子的外观往往使人无法接受。鼻综合整形手术是解决这个问题的主要途径。

手术一般采用鼻小柱飞鸟样切口，充分暴露整个鼻背皮下区域，彻底松解瘢痕粘连。整个皮瓣瘢痕松解得越充分，挛缩鼻的矫正会越彻底。松解的同时要注意保护好皮瓣和黏膜不破露。然后，采用自体肋软骨做鼻背和鼻尖的填充。如果鼻背软组织尚好，还是可以在鼻背采用硅胶或者膨体等人工材料。经过这样的治疗，多数患者可以得到较为理想的矫形效果。但是，有些严重的病例，只能起到很好的改善作用，由于条件所限，无法达到完全矫正的目的，对此医患双方都要清醒地认识到。

需要补充的是：如果因注射隆鼻发生并发症导致的挛缩鼻，由于软组织破坏严重，手术可能更加困难，效果就也越差。挛缩鼻的手术时间一般建议在手术后至少半年，甚至更长的时间，待组织完全恢复好的时候为佳。

最后特别强调，预防永远好于事后补救，再好的挛缩鼻矫正都不如不发生挛缩鼻为好。所以提醒求美者要慎重选择手术医生，争取一次性达到满意效果。而有些求美者过于挑剔，明明整体效果很好的手术，过于追求细节，反复多次鼻整形更容易导致难以修复的挛缩鼻。

50 儿童时期唇裂手术后鼻唇部畸形可以修复吗？

先天性唇裂是颌面部常见的先天性畸形，俗称"兔唇"。唇裂不仅对患儿的容貌造成较大的损害，还会因口唇环形收缩功能的丧失而导致患儿吸吮困难，发音障碍，以及上前牙槽嵴发育异常引起的牙颌畸形和继发性鼻部畸形。目前，对于唇腭裂的治疗已趋于程序化，并形成专门的治疗中心，治疗效果也在不断提高。

唇裂的治疗是需要多次手术进行修复的。一般单纯唇裂在3~6个月就要行一期修复手术。唇裂经修复手术后，随着患儿的不断发育，仍会有一定缺陷产生继发畸形。

唇裂的鼻唇部畸形往往要在成年后进行修复，主要针对鼻子和上嘴唇的外形进行美观修复。采用的方法包括假体置入、软骨植入、组织重新排列等。虽然手术后效果改善会非常明显，但是瘢痕是无法完全去除的。

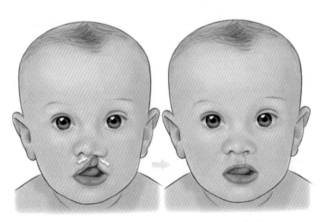

矫正术前　　　　　　矫正术后

02

第二章

非手术鼻部整形的相关问题

- 非手术隆鼻的方法包括哪几种?
- 非手术隆鼻可以达到手术隆鼻的效果吗?
- 注射隆鼻安全吗? 有什么风险?
- 鼻尖可以通过非手术方法改善吗?
- 自己可以进行注射隆鼻吗?
- 玻尿酸隆鼻有哪些适应证和优点? 能维持多长时间?
- 玻尿酸的品牌和种类对隆鼻有影响吗?
- 玻尿酸隆鼻有哪些风险? 出现哪些情况需要联系医生处理?
- 玻尿酸隆鼻是否可以多次注射?
- 玻尿酸注射后对效果不满意, 多久可以进行手术隆鼻?

- 玻尿酸注射后持续不溶解应该怎么处理?
- 反复注射玻尿酸或者时间很久后出现鼻子又宽又肉, 有办法解决吗?
- 线雕隆鼻有哪些适应证、优点及副作用? 能维持多长时间?
- 线雕隆鼻对埋线的数量有限制吗?
- 线雕隆鼻不满意, 可以将埋线取出吗?
- 脂肪隆鼻有哪些适应证、优点和副作用? 能维持多长时间?
- 注射脂肪隆鼻效果如何? 能做到和假体一样的塑形效果吗?
- 脂肪隆鼻的填充组织是自体脂肪还是人工脂肪?
- 脂肪隆鼻有哪些并发症, 该如何处理?

51 非手术隆鼻的方法包括哪几种？

在众多的整形项目中，隆鼻术是最常规也是最热门的。很多人知道需要开刀手术"垫鼻子"，但是对做手术却心存顾虑。是不是有其他的非手术方式也可以达到隆鼻效果呢？这就是下面介绍的非手术隆鼻。目前流行的非手术隆鼻方式主要有以下两种。

注射隆鼻：通过注射不同的材料起到隆鼻的效果，也是非手术隆鼻的主要方式。注射材料有多种，主要包括玻尿酸、胶原蛋白、自体脂肪、羟基磷灰石等。

线雕隆鼻：把线埋入鼻部，通过线性支架来起到塑形的效果。作为一种新型的隆鼻方式，使用时间尚短，而且它带来的副作用也不小。因此，我们建议大家慎重尝试，还需要有更多的循证医学数据证实它的安全性和疗效。

52 非手术隆鼻可以达到手术隆鼻的效果吗？

非手术隆鼻的效果受到很多因素的影响。就以最流行的注射玻尿酸隆鼻来说，医生在注射时通常会在鼻部选取4~5个点，然后进行注射；在注射的同时挤压鼻子，使材料的分布更加均匀，通过医生的手法塑形，达到快速隆鼻的效果，甚至可以与假体隆鼻的效果相媲美。

虽然这个过程非常简单，但是它有两个主要问题：一个是流动性大，不能很好塑形，早期效果虽然好，时间久了之后，鼻子会越来越宽；二是如果出现了并发症，医生无法将注射物全部取出来，尤其是一些添加了非吸收成分的材料。更为严重的是，注射隆鼻产生的失明、皮肤坏死、颅内血管

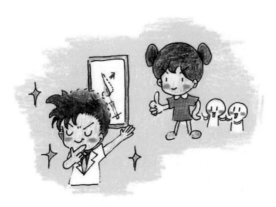

栓塞等问题远远超出我们的想象，发生率远高于假体隆鼻或者鼻综合整形手术，这可能与材料的品牌和性质、注射的量、医生的手法等有关。因此在准备非手术隆鼻时，应当提前了解医院、医生的资质，包括以前所做的一些病例，不能盲目地去相信一些没有资质的医院或者医生，以免带来严重的后果。

53 注射隆鼻安全吗？有什么风险？

有很多求美者认为，注射隆鼻的方式安全性会比较高，没有任何风险，这种想法是错误的。虽然通过注射的方法不用开刀，方便快捷，术后即刻效果明显。但是，其存在的风险依然不容小觑，其安全性总体来说受以下两个因素的影响。

注射材料种类

现在的注射隆鼻材料大多数为生物组织材料，对人体的危害一般不大。市面上常见的注射隆鼻材料有玻尿酸、胶原蛋白、自体脂肪等。但是，由于市场监管不严，假货泛滥。如果选择不慎重，或者材料本身具有质量问题，仍然会有造成严重后果的可能性。因此，选择注射材料是重中之重。

注射操作

注射隆鼻的材料一般都是黏液性，如果注射方法不规范，注射过深或过浅，材料都有向周围组织渗透的可能性，可能会造成严重的后果，比如皮肤瘘管、局部溃烂、坏死等。严重的甚至会导致面部血管栓塞或失明。因此，求美者在选择注射隆鼻时，一定要选择正规的整形医院，确保隆鼻材料的质量，由专业医生操作，避免发生意外。

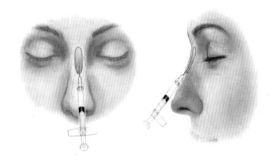

54 鼻尖可以通过非手术方法改善吗？

中国人鼻子的特点是鼻根起点较低，鼻梁高度不够，常合并鼻尖较低较短、鼻尖肥厚、鼻翼基底宽大、鼻小柱支撑软弱、鼻唇角大、鼻尖点上旋、鼻孔歪斜等，影响了整个面部的美观。鼻小柱作为稳定的支撑组织，直接决定着鼻尖的高度及鼻孔形态。利用微量注射材料，协同鼻中隔软骨，可加强鼻孔内侧壁支撑力，加强鼻小柱，增加鼻小柱高度，从而达到增加鼻尖高度、改善鼻孔形状的目的。但是，鼻尖部注射隆鼻的效果总体来说非常有限，而且随着时间会迅速消失，同时，可能伴有以下风险。

（1）动脉栓塞：最常见的为注射时材料进入鼻小柱动脉，会造成鼻尖下小叶及鼻尖小部分坏死，表现为苍白缺血，继之坏死；鼻侧鼻动脉栓塞导致鼻翼部鼻尖上部皮肤坏死。

（2）静脉回流障碍：①注射过浅，注射量过大；②材料刺激造成局部水肿，压迫血管影响血运；③如果患者皮肤厚、弹性差、伸展性不好，更容易并发肿胀缺血。

（3）感染：①单纯感染，表现为红、肿、热、痛，如果处理不及时会造成皮肤溃破；②皮脂腺发达，分泌旺盛，更容易破溃。

（4）材料相关问题：①透明质酸类（玻尿酸）具有强烈锁水性的特点，理论上更容易导致肿胀、缺血、坏死；②胶原蛋白属于外源性生物材料，进入皮肤内可能出现肿胀发红，如果进入血管中会造成血小板凝集而导致局部血管栓塞；③羟基磷灰石为磷酸钙的氢氧化合物，在水溶剂中不易溶解，组织反应较大。

55 自己可以进行注射隆鼻吗？

注射隆鼻见效快，无需手术，注射后几分钟就能起到明显效果。因此，一些求美者为了经济利益等各方面的原因会产生自己注射隆鼻的念头。而一些黑心商家，为了提高销量，在售卖产品时会附赠注射操作视频。但是，这样做的风险是非常大的。

求美者不能自己操作注射隆鼻

注射隆鼻需要选取合适的注射点以及使用量，因为每个人的鼻部结构具有解剖差异性，医生在注射的时候必须边注射边进行调整。由于专业的医生对皮肤、肌肉的基本结构，面部的神经、血管、肌肉走向、形态及生理功能具有更深的了解，在注射时根据医生的经验判断达到最好的注射效果；同时，对注射可能产生的各种并发症，以及相应的处置都会心中有数。因此，只有通过正规专业培训、拥有丰富整形手术经验的医生才能胜任。

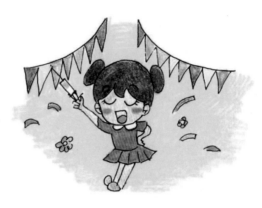

56 玻尿酸隆鼻有哪些适应证和优点？能维持多长时间？

玻尿酸作为一种常用的注射隆鼻材料，适用范围非常广泛，目前我们一般用短效制剂，让患者初步感受一下隆鼻的效果，以后还是建议患者做假体隆鼻。

适应证

低鼻：鼻梁低平，整个面部缺乏立体感。

鞍鼻：鼻梁和软骨多半凹陷，鼻尖向上，形如马鞍。

直鼻：鼻梁高度尚可，但形态笔直，缺乏应有的锥体感。

波浪鼻：鼻背中轴线不够完整流畅，选择玻尿酸隆鼻。

优点

生物相容性好：玻尿酸可以与皮肤组织结构结合，注射部位不会出现凝胶体移位现象。同时玻尿酸的成分主要是非动物源性的，因此将过敏性降到了最低。

持久性：由于玻尿酸的自然特性，它能够被人体降解。玻尿酸的持久性直接与分子交联强度有关。交联强度越高，降解速度越慢，维持的时间也就越长。

玻尿酸的可溶解性：玻尿酸不但可以吸收，还可以使用玻尿酸酶溶解。当玻尿酸填充注射过多的时候或塑形不好的时候，可以使用玻尿酸酶溶解使其恢复原状。

有效期

由于个人体质不同，厂家和制剂不同，玻尿酸维持的时间也不同。一般可维持6~12个月，随后慢慢吸收。有些人为了延长有效期而多次注射，这样无限制的长期反复注射会导致鼻子肥大、宽阔，外观难看。

57 玻尿酸的品牌和种类对隆鼻有影响吗？

目前临床应用的玻尿酸有十几种，有国产的，有进口的；有单相的，有交联的；有长效的，有短效的。有经验的医生会根据不同的皮肤特点和患者要求，采用合适的产品来注射。对于鼻整形，如果求美者只是想先模拟一下鼻整形的效果，推荐用短效的；如果拒绝鼻整形手术，只是想做注射隆鼻，可以采用长效的。但是，这并不是我们对于鼻部整形推荐的方法。

58 玻尿酸隆鼻有哪些风险？出现哪些情况需要联系医生处理？

注射玻尿酸隆鼻，是目前最流行的非手术隆鼻方法之一，具有不开刀、不流血、恢复快、效果明显等特点。虽然其安全性比较高，但是也并不是完全没有任何风险。注射玻尿酸也可能会带来以下一些问题。

（1）隆鼻的时效性：无论哪种品牌的玻尿酸，其维持的时间都不是永久性的，而是具有一定的时效性。由于可以被人体吸收，所以其维持的时间一般是6~12个月。如果想保持隆鼻的效果，需要再次注射。

（2）塑形效果不确定性：注射玻尿酸时，一般是局部注射，因此塑形具有局限性。同时，玻尿酸有扩散和移位的可能，导致鼻梁增宽变大，长期塑形效果差。

（3）皮肤的并发症：注射部位肿胀、红斑、囊肿、感染、疼痛、串珠样外形、非特异性包块等。

（4）血管栓塞：玻尿酸注射于皮下或者真皮组织时，可引起局部组织的急性水肿，肿胀组织压迫血管可以导致皮下血管栓塞，进一步可导致皮肤的缺血坏死。临床上表现为注射部位的苍白，组织变硬。动脉闭塞在注射后即时或2天内发生，可以出现皮肤发白和严重疼痛，严重的甚至会导致

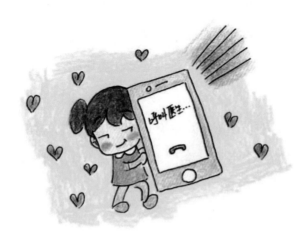

失明。静脉闭塞属于迟发性不良反应，通常在注射后14天之后发生，临床表现为隐痛和皮肤异常深色，皮肤发白，严重疼痛、隐痛。遇到这种情况时需要赶紧和手术医生联系说明情况，应及时去医院就诊。

59 玻尿酸隆鼻是否可以多次注射？

虽然玻尿酸可以被吸收，但在正常的情况下，玻尿酸的合成和代谢处于一种动态平衡，反复多次注射玻尿酸可能会影响其代谢和平衡，导致玻尿酸在体内过量累积。玻尿酸具有一定的生物学功能，比如血管生成、创伤愈合、调节细胞功能等作用。过量注射可能会对机体的正常生物学功能也带来一定的影响。同时，长期注射玻尿酸还可能会影响鼻部的血管网，导致鼻部血液循环障碍；如果引起血管栓塞，会导致鼻部皮肤的大面积脱落，甚至缺血坏死，严重的会导致失明。

总之，对玻尿酸一定要有正确的认识，它毕竟只是整形外科医生的一个手段，并不特别适合作为永久性鼻部整形的材料。

60 玻尿酸注射后对效果不满意，多久可以进行手术隆鼻？

很多求美者在做完玻尿酸隆鼻后，对玻尿酸的注射效果不满意，转而想通过手术隆鼻塑形。那么，注射完玻尿酸后是否可以再进行手术隆鼻呢？

一般来说，注射完玻尿酸后是不影响手术隆鼻的，但是需要等玻尿酸吸收完全，或者手术取出。玻尿酸一般会在6~12个月后会逐渐吸收。但是，因为每个人注射的量和品牌不一样，吸收的时间也是有差异的。对于那些着急想改变自己鼻子形态的求美者来说，可能等待的时间略长。另外，可以采用注射透明质酸酶，加速溶解过量的玻尿酸，再恢复一段时间后，等到鼻子的状态比较稳定的时候再进行手术。

需要指出的是，现在越来越多的资料显示，在玻尿酸注射后，尤其是反复多次注射后，或者注射过多玻尿酸的求美者，再做鼻整形手术后发生假体感染和排异的比例要高于未做过注射者。所以，要想有个高耸永久的美丽鼻子，还是选择鼻整形手术的方式更好。

61 玻尿酸注射后持续不溶解应该怎么处理？

正常来讲，玻尿酸在注射后6~10个月就会被组织溶解吸收。但有部分患者注射后，注射部位的玻尿酸持续存在，并不能全被溶解掉，这就有可能是人体代谢功能障碍或注射的玻尿酸中含有不能被人体吸收的杂质。对于代谢功能障碍者，建议到正规医疗机构注射透明质酸酶，以加速玻尿酸的溶解代谢。此外，理疗、激光、局部热敷等方法也可以帮助玻尿酸的溶解代谢。如经上述处理后，玻尿酸还是无法溶解或玻尿酸中含有无法溶解的杂质，建议尽快到正规医疗机构行手术取出，防止感染及产生其他危害。

62 反复注射玻尿酸或者时间很久后出现鼻子又宽又肉，有办法解决吗？

部分求美者经反复注射玻尿酸或长时间注射以后出现鼻子变宽，皮肤变厚，这可能是由于玻尿酸注射过多，注射后没有进行有效的塑形，在重力的作用下，鼻根部的玻尿酸向鼻背方向流动；或是因为玻尿酸经过长时间的人体吸收溶解，其本身质地变软，向周围扩散，导致鼻子呈现宽厚的形态。

同时，玻尿酸中的分子包括残留的交联剂都会在体内不断刺激皮肤及周围软组织，产生无菌性炎症，导致周围组织肿胀、增生，这些增生即便在玻尿酸吸收后也会使得鼻子宽阔肥厚。

由此可见，这是注射隆鼻方法本身固有的特点。要避免发生这些现象，最好是不要应用。如果已经注射了害怕鼻子变宽变肉，最好的方法就是尽早注射透明质酸酶以加速溶解，或者手术将其刮取出来。特别提醒：经过多年持续刺激形成的肥厚鼻子，要想变瘦非常难。

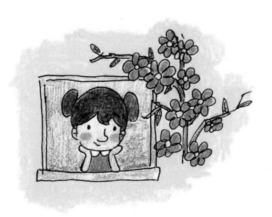

63 线雕隆鼻有哪些适应证、优点和副作用？能维持多长时间？

线雕隆鼻是在助推工具的帮助下，将多根长度不同的线埋进鼻部皮肤内，埋入的线会对周围组织产生刺激作用，导致组织增生，从而达到鼻梁变高、鼻头变翘的效果。

适应证 线雕隆鼻主要针对基础结构较好的人群，如矮鼻、蒜头鼻、鹰钩鼻、鼻小柱过短的患者。

优点 创伤小、恢复快、操作简单、术后效果明显，对于要求必须迅速恢复的患者尤为适用。

副作用 局部炎症、过敏、皮肤干燥、生痘、色素沉着及瘢痕形成、皮肤凹凸不平、表情僵硬、神经损伤，甚至线头外露、皮肤坏死及结构塌陷。

恢复期 该方法创伤小、操作简单，术后恢复时间也很短。

维持时间 线雕隆鼻并非一蹴而就，如果没有后期补线的话，术后效果可维持1年左右，二次补线可使效果适当延长。

需要指出的是，线雕隆鼻目前仅仅是尝试性应用，长期效果如何需要再做仔细的观察。有些皮肤太薄的人不适合，而且取出来的时候也有一定困难。

64 线雕隆鼻对埋线的数量有限制吗?

线雕隆鼻埋入的线作为身体外来物，通过刺激组织增生来达到隆鼻的效果。因此，在保证术后效果的前提下，埋线的数量越少越好。埋线的数量越少，安全系数越高，术后发生并发症的风险也就越低。但是，对于过低的鼻梁则需要许多根线的排列堆积。两者的矛盾如何处理呢？这正是"两害相权取其轻"，具体情况具体分析。

如果求美者实在害怕手术，可以做一下尝试。或者先行短效玻尿酸注射看效果，然后再决定做假体的方法。但是必须要知道，注射隆鼻和线雕隆鼻尽量不要一起做。

65 线雕隆鼻不满意，可以将埋线取出吗?

线雕隆鼻作为隆鼻技术的后起之秀，近几年在国内受到众多爱美者的盲目追捧。有相当一部分患者经过线雕隆鼻后并没有达到预期效果，甚至适得其反。如果发生这些情况，可以到正规医疗机构将埋线取出。但是不可否认，取出来有一定的难度，而且对软组织也有一定程度的损伤。

一般来说，取出埋线的时间没有特别的要求。对于单纯线雕隆鼻效果不满意的患者，可在术后1~3个月将埋线取出，并对鼻子进行必要的修复。但是，对于埋线后出现炎症、感染、表情僵硬、神经损伤等并发症的求美者，立即取出埋线是非常必要的，否则可能造成严重后果。

66 脂肪隆鼻有哪些适应证、优点和副作用？能维持多长时间？

脂肪隆鼻是通过抽取身体其他部位（一般选取腹部、大腿）的脂肪，通过注射器将脂肪颗粒注射到鼻部皮下组织中，使其在注射部位存活，增加组织体积，从而达到塑形、隆鼻的效果。

适应证	脂肪隆鼻适用于鼻根、鼻梁软组织较少但鼻头软组织较丰富的鼻型，轻度驼峰鼻、鞍鼻也可以通过脂肪隆鼻纠正。但对鼻头、鼻小柱要求较高、中重度的驼峰鼻、鞍鼻以及拒绝二次脂肪注射的求美者不建议采用该方法。
优　点	创伤小、疼痛少、恢复快、效果持久、无排异反应、并发症较少。
副作用	鼻部红肿、炎症、脂肪液化、脂肪供区创伤损害等。
恢复期	该方法创伤小、操作简单，术后恢复时间很短。
维持时间	脂肪隆鼻相较于其他非手术隆鼻方法，有一个明显的优势就是术后效果的维持更为持久。一般需多次进行鼻部脂肪注射，保证注射部位的脂肪存活。存活的脂肪颗粒参与鼻部的塑形，不存在溶解吸收问题。术后效果可维持5~8年，甚至更长时间。

67 注射脂肪隆鼻效果如何？能做到和假体一样的塑形效果吗？

注射脂肪隆鼻是通过抽脂技术，将身体其他部位（一般选取腹部或大腿）多余的脂肪注射到鼻根部，对鼻子进行塑形。由于填充材料是自身组织，所以填充后不存在过敏、排异等反应，安全性高。

由于并非注射的脂肪都能存活下来，因此，求美者如果想要达到理想的塑形效果，可能需要多次注射脂肪。一旦成活稳定了，注射脂肪隆鼻就能够达到持久的塑形效果，维持时间很长，甚至达十几年。同假体隆鼻效果相比，硬度没有假体硬，而且高度和轮廓清晰度没有假体的明晰。但是，好在注射脂肪取材于自身，塑形效果真实自然，浑然天成，完全无害，属于"绿色"整形。

68 脂肪隆鼻的填充组织是自体脂肪还是人工脂肪？

注射脂肪隆鼻填充材料通常是选自腹部、大腿等处的自体脂肪组织，经处理后注射到鼻部皮肤下，以达到塑形的目的。由于选取的材料是自身组织，注射脂肪隆鼻无过敏、排异等反应。而人工脂肪是不饱和脂肪酸经过氢化后生成的饱和脂肪酸，目前主要用于食品加工，不能用于人体整形。

另外，还有些非正规医疗机构将玻尿酸甚至奥美定称为"自体脂肪"，夸耀它的各种好处，这纯属商业炒作行为。而求美者由于害怕取自体脂肪，居然相信这些机构的谎言。采用这些成分注射，可能产生不良后果，或者使得后续治疗时不能确定注射为何种物质，为进一步修复制造了难题，这点求美者一定要加以注意。

⑥⑨ 脂肪隆鼻有哪些并发症，该如何处理？

脂肪隆鼻有非常多优势，但许多求美者也担心它的并发症。这些并发症虽然非常少，但是也有发生的概率。

脂肪液化 注射的脂肪颗粒并不能完全存活，一部分经过脂肪液化的方式流失掉。如果真的发生这种情况，应到正规医疗机构就诊，密切观察局部情况变化。如果并发炎症、感染等情况，应及时抗感染及对症处理。

感染 虽然注射的脂肪是人体自身组织，但操作过程中不可能保证完全无菌，感染的风险还是存在的。但这种情况不必担心，术后坚持服用抗生素，发生感染的机会也微乎其微。

损伤血管、神经 注射脂肪毕竟是一种有创伤操作，有可能会对皮下的一些血管、神经产生损害，甚至形成脂肪栓塞或神经永久性损害。只要医生术前认真检查、设计精细方案，血管和神经的损伤也是完全可以避免的。

03

第三章

鼻部皮肤相关医学美容问题

70 如何解决鼻子上的白头和黑头？

白头又叫白头粉刺，是指毛囊皮脂腺口被角质细胞堵塞，角化物和皮脂腺充塞其中，与外界不通，形成闭合性粉刺，看起来为稍稍凸起的白点；黑头又叫黑头粉刺，是指毛囊皮脂腺内被角化物和皮脂堵塞，而开口处与外界相通，形成开放性粉刺，表面看起来是大小不均的黑点。就粉刺而言，可形成或转化为丘疹、脓疱、结节、囊肿，均伴皮脂溢出。

鼻部粉刺生长在面中部，影响面部的美观。那么，应该如何安全而有效地祛除粉刺呢？粉刺的处理主要分为内调和外治两个部分。内调可以通过控制糖和脂肪的摄入，减少油脂分泌，还可以通过口服螺内酯等来控制皮脂腺的分泌。外

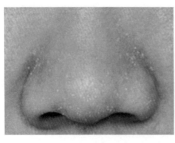

白头

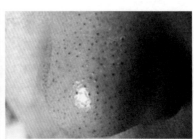

黑头

治可以局部使用维A酸、果酸等祛除增生的角质细胞，面部彻底清洁、消毒后使用物理挤压的方法取出深层的脂栓，再通过冷喷或补水面膜等收缩毛孔，修复受损皮肤。日常的护理可以适当使用弱碱性肥皂去油洁面，做好皮肤的保湿和防晒，切忌使用化妆品。

(71) 鼻子出油多该如何清洁护理?

属于油性肤质者，往往会发现鼻子出油较多，其特点主要是油脂分泌旺盛，额头、鼻翼有油光、毛孔粗大，触摸有黑头，皮质厚硬不光滑，外观暗黄，皮肤偏碱性，弹性较佳，不易衰老，皮肤易吸收紫外线。油性皮肤对于物理性、化学性及光线等因素刺激的耐受性强，不容易产生过敏反应。只要注意科学护养，将会给人以健康、强壮和自然的面容。皮肤的日常护理要以去油和补水为主，首先控油要适度，不宜过多或过度频繁地控油，不宜使用碱性过强的洁面产品；其次，洁面要温和，使用温水洗脸，选用洗涤力强而保湿性好的洗面奶，常备补水和防晒措施；同时，饮食上要做好控糖、控油，避免熬夜和过度的精神压力。

72 鼻子干燥蜕皮该怎么办?

鼻子干燥蜕皮的原因有两类:内因方面,与先天性皮脂腺分泌功能较弱、后天性皮脂腺和汗腺功能衰退、维生素A缺乏、食用脂肪类食物少、激素分泌减少、皮肤血液循环不良、疲劳等因素有关。外因方面,与烈日暴晒、寒风吹袭、皮肤不洁、乱用化妆品及洗脸、洗澡次数过多有关。

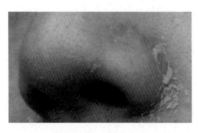

皮肤干燥蜕皮者在选用洁肤品时,宜用不含碱性物质的膏霜型洁肤品,可选用对皮肤刺激小的含有甘油的香皂,不宜使用粗劣的肥皂洗脸,少用香皂,只用清水洗脸;日常生活中勤用保湿霜、营养霜等,特别是在秋冬季,保湿霜要随身携带。饮食方面宜食高蛋白、维生素丰富及高热量易消化的食物。

73 鼻子上长了痘痘该如何处理?

生活中所说的痘痘,又叫痤疮或青春痘。本病多见于青年人，男多于女；好发于面颊、额部、颏部和鼻颊沟等多脂区。鼻子上长了痘痘就会很显眼。痘痘的形态很多，如粉刺、丘疹、脓疱、结节等。初起为粉刺，病程慢性，时轻时重，女性常在月经前呈周期性加重。本病可能会不治而愈。绝大多数患者在青春期后会逐渐减轻，以致消失。

痤疮按照严重程度可分为4级，病程波动大，治疗方案上因人而异。但是治疗原则是相似的，主要是纠正毛囊角化模式，降低皮脂腺的活性，减少毛囊菌群，减轻炎症反应。在生活中要注意纠正饮食习惯，少吃辛辣、富含油脂的食物及甜食，多吃新鲜蔬菜及水果，调整消化道功能。用温水、香皂洗涤痘痘部位，避免用手挤压。

囊肿型痘痘

脓包型痘痘

结节/囊肿型痘痘

丘疹/脓包型痘痘

白头粉刺

黑头粉刺

结节型痤疮

丘疹型痤疮

74 鼻子毛孔粗大有什么解决方案？

鼻子毛孔粗大通常是由于体内激素分泌紊乱、压力过大和环境污染、局部清洁没做好等原因造成的。此外，随着年龄的增长，皮肤逐渐失去弹性，毛囊周围缺乏支持结构，也很容易使毛孔显得比较大；外油内干的皮肤环境，也会使毛孔变得粗大。

毛孔粗大的治疗方案主要有两种：一种是日常的皮肤护理，做好每日的卸妆和清洁工作，定期祛除面部角质；另一种是仪器治疗方案，目前效果比较好的方法主要有等离子束和微针射频等。仪器治疗可以通过刺激皮下胶原蛋白增生并重新排列，不仅可阻断病菌的生长，而且皮下组织重新排列之后使皮肤更加紧致、更有弹性、更有光泽，达到多重的美肤效果。

75 鼻子上的痘坑有办法治疗吗？

痘坑是由于痘痘感染发炎或外力挤压所致的脸部疾病。

主要表现是长过痘痘的皮肤毛孔周围向里凹陷，形状和橘子皮一样，且毛孔粗大，每个毛孔就是一个坑。痘坑的分布不均匀，不规则，坑洼比较明显。痘坑不会自行消失。由于青春痘的种类各式各样，所以痘坑的形式也有好多种，而青春痘发作时的发炎反应越严重，皮肤组织被破坏得越厉害；发炎的部位越深，皮肤组织被破坏得也越深，将来可能留下的痘坑也就越严重。由于痘坑不会自行恢复，因此痘坑需要到正规医院治疗。

目前治疗痘坑的主要方法如下

果酸换肤　　该方法使用高浓度的果酸对皮肤角质进行剥脱，促使老化角质层脱落，加快角质细胞及少部分上层表皮细胞的更新速度，促进真皮层内弹性纤维增生，对较浅的凹洞性痘印有较好疗效，也能改善毛孔粗大。但需多个疗程治疗后才能消除痘坑。

填充法　　对于较深的凹洞，可以使用注射物填充的方法，主要材料是玻尿酸或自体脂肪。

等离子束　　通过等离子束刺激皮下胶原新生并重新排列，让痘坑重新恢复平整。该方法效果显著，是目前治疗痘坑快捷有效的方法。缺点是术后痂皮明显，需要1周左右的恢复时间。

76 鼻子上总是出现红血丝怎么办?

鼻子上出现红血丝又叫鼻部毛细血管扩张,其病因主要有毛囊虫感染、嗜酒、习惯辛辣食物、高温及寒冷刺激、消化及内分泌功能障碍等。另外,长期的精神紧张也会诱发鼻部毛细血管扩张。

鼻部红血丝的治疗关键在于保证机体微循环的正常,经常按摩红血丝部位促进血液循环,增强毛细血管弹性;饮食宜清淡,注意避免食用刺激性过大的食物,应禁酒;避免过冷过热刺激及情绪激动。可适当服用B族维生素。另外,针对红血丝的激光治疗也可以较快地改善血管扩张的症状。

77 患了酒糟鼻怎么办?

酒糟鼻又叫玫瑰痤疮,是一种以鼻部发红,起丘疹、脓疱及毛细血管扩张,形似草莓或熟透的西红柿为特征的皮肤病。由于本病皮损常呈玫瑰红色,且形似痤疮,故有玫瑰痤疮之名。多见于成年人。常见于面部油脂分泌较多的人。好发于面部中央，特别是鼻头及两侧，两颊、两眉间及颏部，常呈五点分布（即鼻尖、两眉间、两颊部、下颌部、鼻唇沟等）。皮损可在春季及情绪紧张和疲劳时加重。

酒糟鼻的治疗应注意纠正胃肠功能，避免过冷过热刺激及精神紧张，忌饮酒及辛辣食物，生活应有规律，避免长时间日光照射，避免糖皮质激素制剂的应用，可外用杀灭毛囊虫的抗生素制剂，可口服 B 族维生素。另外，可到正规的医院就诊，使用激光去除扩张期的毛细血管，用切割术切断鼻赘期的毛细血管网，也可以采用外科手术切除新生的鼻赘。

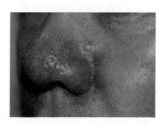

78 鼻子上的痣要切除吗？

鼻子位于脸部的中央位置，如果长了痣就会特别显眼，影响个人的美观与自信。痣的存在不仅会影响美观，也有部分痣可能会发生恶变。于是祛除鼻子上的痣就显得非常重要。

那么，如何祛痣呢？祛痣的方法可分为激光和手术切除两种。那么，在什么情况下，鼻子上的痣不能用激光治疗，必须切除呢？如果考虑到痣有可能恶变，就需要手术切除。

痣可能发生恶变的信号

色素痣突然增大、变黑、发炎、破溃、结痂、易出血；

洗脸或日常生活中经常会摩擦的色素痣，一些特别影响容貌的较大色素痣；

以前曾经用激光治疗过，但后来还有残留的色素痣。

79 鼻子上会长哪些肿物？该如何处理呢？

鼻部的皮肤较厚，皮脂腺丰富，因此常发生的炎性肿物是疖肿。如果发现鼻部有皮肤发红、明显肿胀、发烫、疼痛明显的肿物，有可能是长疖肿。发生这样的肿物千万不能去挤压，所谓鼻子是"危险三角区"，挤压可能引起颅内感染。正确的处理方法是热敷，促进肿物尽快消退。如果肿物破了，就需要去医院进一步处理。

鼻子上还可以见到的另一种肿物是血管瘤。比较明显的特点是：一般出生时即存在，呈现红色、深红色突出的肿物，与正常皮肤界线清楚，有时候可以看到肿物的大小在平躺时缩小，站立位增大，倒立时更明显。由于血管瘤的分类复杂，不同种类有不同的治疗方法。因此这种情况一般需要到专科医院去检查处理。

其实，大多数人最担心的鼻部皮肤肿物就是恶性肿瘤。鼻部可能生长的恶性肿瘤一般可表现为较大的肿物，表面粗糙或呈菜花样，会有浅层碎屑脱落，边界不整齐，有时会破溃、出血。发现这样的肿物就需要及时到医院就诊，尽快切除肿物并作病理切片检查，明确肿物的性质，再根据情况作进一步的治疗或观察。

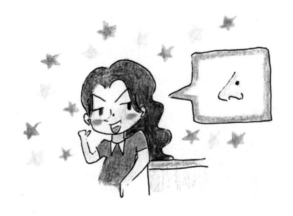

80 鼻子上有瘢痕怎么办？

瘢痕的种类与治疗非常复杂，需要科学的诊断、合理的方式，并由专业的医生亲自操作。一般鼻部皮肤常见的瘢痕有凹陷型或增生型，可能引起鼻子变形。由于鼻子的三维结构复杂，治疗鼻子瘢痕的时候更需要考虑到美学的修复。大致来说，治疗方法可分为手术疗法和非手术疗法两种。

手术疗法适合引起鼻子变形、面积较大的瘢痕。术后还需要配合激光等综合治疗，可实现更美观、更隐形的效果。非手术疗法中，对于凹陷型瘢痕，可采用等离子束治疗或微晶磨削术治疗。这两种方法都可刺激胶原蛋白及纤维组织的快速更新，将瘢痕老化的皮肤移除后，重新长出新生的皮肤。等离子束更可以刺激凹陷瘢痕深层的成纤维细胞和弹性蛋白、胶原蛋白再生，从而使凹陷部位恢复平整。不过，具体的治疗方法依然要根据个人情况制订个性化方案，需要到有资质、设备技术齐全的正规医院治疗。

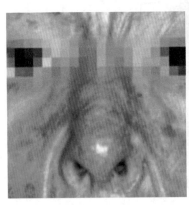 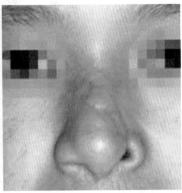

81 鼻子上出现色素沉着有办法变浅吗？

鼻子的皮肤和身体其他部位的皮肤一样，会出现色素沉着。其原因很多，有些是先天性的色素斑，如雀斑、咖啡斑等；有些是外伤后形成的色素型瘢痕；还有些是黄褐斑的一部分。因此，治疗前最好先明确是哪种色素沉着。如果是先天性的色素斑或外伤引起的色素瘢痕，可以采用激光为主的治疗，使色素变浅，将病变的色素细胞击碎并分解，让正常色素细胞取代病变的色素细胞。如果是黄褐斑的一部分，就需要内服药物、外用去色素药膏等方法，辅以低能量的激光治疗，减淡色素。当然，时刻注意防晒是最主要的预防色素加深的方法。

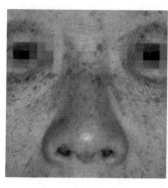

治疗前　　　　　　　治疗后

82 鼻部皮肤出现瘙痒红斑怎么办？

鼻部皮肤出现瘙痒红斑往往是由过敏、湿疹皮炎、早期银屑病等皮肤炎症性病变引起。发现这样的问题，首先需要到皮肤科进行诊断，根据原因对症治疗。如果是过敏，就需要用抗过敏的药；如果是湿疹性皮炎，可以用止痒药膏，或者在医生指导下用药；如果是早期银屑病，就需要进行有针对性的治疗。不过，遇到瘙痒红斑，首要的原则是停用各种洗面奶、护肤品、化妆品，不能去搔抓，不宜用过热的水去烫，避免饮酒，注意防晒，尽早到医院明确诊断。

83 鼻子皮肤皱纹能治吗？

许多面部表情比较丰富、夸张的人会在很年轻的时候就出现鼻子皮肤皱纹。而且，由于鼻部的皮肤较厚，鼻子处于面部的高位，是日光最易照射到的部位，更加容易将鼻子皮肤的皱纹固定，在面部不作表情时也可以明显见到痕迹。对于预防鼻子皮肤皱纹的过早出现，防晒和保湿是护理皮肤的

要点。如果面部表情比较丰
富，导致鼻子皮肤较早出现
皱纹，可考虑应用肉毒素作
局部注射，减少面部活动时
皱纹的产生。一旦在鼻部出
现了固定较深的皱纹，就需
要到正规专业医院进行专业

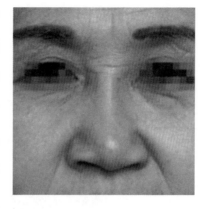

的磨削或等离子治疗，恢复年轻健康的皮肤。

⑧④ 鼻子皮肤外伤该怎样处理？

　　我们知道，鼻子突于面部正中，在受到外力袭击时常常
首当其冲，是面部比较容易出现皮肤外伤的部位。轻者可以
为软组织挫伤、擦伤，重者有撕裂伤、骨折，甚至造成部分
皮肤和软组织的缺损。

　　如果鼻部皮肤受到外伤并伴有出血，我们称之为开放性
外伤。这时需要局部压迫，减少出血，就近医院急诊。临床
上在处理鼻部皮肤外伤时，应遵循止血、仔细清除伤口内的
污染和异物，清创缝合，防止破伤风及其他继发性感染的发
生。除了这些一般外伤处理原则外，在鼻子皮肤外伤处理时，

还应尽可能保留皮肤及软组织，保护鼻部的功能，以利后期修复。如果组织缺损比较严重，无法在急诊时修复，就需要在后期进行鼻再造手术。需要注意的是，如果受伤时所遭受的外力较大，在急诊时还需要进行头面部其他部位的进一步检查，以免遗漏可能发生的更严重的问题。

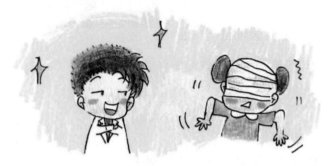

04

第四章

鼻部整形护理相关问题

◎ 鼻部整形手术前需要做哪些检查或化验？

◎ 鼻部整形手术前需要修剪鼻毛吗？

◎ 鼻子长有痘痘或疖肿能做手术吗？

◎ 进行鼻部整形手术前后饮食需要注意什么？

◎ 鼻炎患者可以进行鼻部整形手术吗？手术后鼻炎症状会加重吗？

◎ 鼻子手术后不让碰水，皮肤表面油脂多该怎样护理？

◎ 鼻部整形手术后需要进行包扎吗？

◎ 鼻部手术后需要冷敷或热敷吗？

◎ 鼻部整形手术后需要服用哪些药物？

◎ 鼻部手术后换药和创面护理有哪些注意事项？

◎ 鼻部整形术后恢复过程是怎样的？

◎ 鼻部手术后多长时间拆线？

◎ 鼻部整形手术后何时可以佩戴框架眼镜？

◎ 鼻部整形手术后撞击会对鼻子形态有多大影响？

◎ 鼻部整形手术后何时进行复查？

85 鼻部整形手术前需要做哪些检查或化验?

所有的外科手术前都需要术前检查和化验来确保手术过程的安全和顺利,做鼻部整形手术也不例外。

做鼻部整形手术前,先要与医生确认鼻部整形的手术方案,根据不同的手术方案采取不同的术前准备、术前检查及化验。比如,相对复杂的鼻部综合整形手术有时需要进行全麻,就需要按照全麻手术的要求进行术前准备。通常患者除了进行血液检测(血常规、生化指标、肝功能、凝血功能、梅毒螺旋体、艾滋病病毒等),还要做心电图、胸片、肺功能、心脏超声等检查。在排除其他手术禁忌证以后,患者才可以进行全麻的鼻部整形手术。

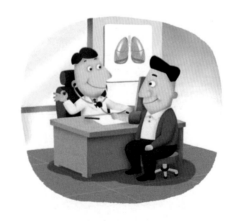

但是，一般的鼻部整形手术通常在局麻下进行即可，如单纯隆鼻或者鼻尖垫高、鼻翼缩小等手术。患者只需行相对简单的术前检查就可以了。

86 鼻部整形手术前需要修剪鼻毛吗？

鼻毛的修剪是鼻部整形手术前准备工作的重要步骤之一，但是容易被忽视。因为术后，在切口处可能会有少量的渗血，如果不及时清理，和鼻毛混杂在一起，会在切口部位形成比较明显的血痂，影响切口的愈合。有些鼻部整形手术后鼻腔黏膜会有水肿，可能会导致通气不畅通，如果有鼻毛的遮挡会加重通气不畅。这时候术前修剪鼻毛就显得非常重要。术前修剪鼻毛，在保持鼻内切口干净、利于伤口清洁的同时，还能有效预防呼吸不畅。

在进行鼻部整形手术前不需要患者自行修剪鼻毛。手术前，医生或者护士会为患者进行一个专业的鼻毛修剪。如果自行修剪不小心损伤鼻黏膜，反而不利于手术的进行。术前患者只需要保持鼻部清洁就可以了。

87 鼻子长有痘痘或疖肿能做手术吗？

通常鼻子长有痘痘或疖肿医生是不建议进行手术的。因为长有痘痘或疖肿往往提示局部皮肤有炎症，在炎症期行手术，伤口容易感染，且恢复时间较长。不过，有一些患者长的痘痘或者疖肿已是比较长期的过程，已有几个月甚至1年以上的痘痘一直无法消退，属于相对稳定期。碰到此类患者，可以先采取一些祛痘消炎的治疗，然后择期进行手术。

88 进行鼻部整形手术前后饮食需要注意什么？

在行全麻鼻整形手术前一天应以清淡易消化食物为主，切忌食用大鱼、大肉及豆类等，以防引起术后肠胀气。为了全麻的安全，手术前一天晚上护士将进行肠道准备，手术前6~8小时开始禁食，术前4小时禁饮水。如果是局麻鼻部整形手术，正常饮食即可，不要摄入过多的水分，以防术中需要上厕所或术后水肿明显。术前2小时建议少量进食，以防手术时发生低血糖。同时，严禁手术当天服用含咖啡因类的食物，如咖啡、奶茶等。

鼻部整形手术后一般建议清淡饮食，可适当增加蛋白质的摄取量，如瘦肉、鸡肉、鸡蛋、豆类食品等，可增强患者体质，有助于手术伤口的愈合。同时多吃水果和新鲜蔬菜，其中维生素C、β-胡萝卜素和一些必需的营养物质，也对伤口的修复有很好的作用。食物中要尽量减少辛辣等食材，如辣椒、生姜、大蒜、洋葱、花椒等，以减少食物对鼻部的刺激。尽量避免食用易引起过敏的食物，如海鲜、羊肉、鱼等。禁止吸烟和饮酒。

鼻部手术前后两周内禁用阿司匹林、华法林等抗凝药以及活血化淤的中成药，减少术区渗血。在鼻部整形手术后做好各方面的护理，让患者在鼻部整形手术后更快更好地恢复。

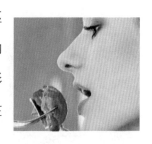

89 鼻炎患者可以进行鼻部整形手术吗？手术后鼻炎症状会加重吗？

要了解鼻炎是急性还是慢性的。一般情况下，急性鼻炎期间是不适合做隆鼻手术的。因为急性鼻炎过几天可能就会缓解，不必急于立马进行手术，完全可以等治好鼻炎后再进行隆鼻手术。如果是慢性鼻炎，只要病情稳定，是可以进行手术的。

➜ 有鼻炎是否可以隆鼻，还跟选择不同的隆鼻方法有密切关联。如假体隆鼻，是将假体放进鼻骨骨膜与骨组织之间或者鼻背筋膜下，相对鼻腔内部的要求比较高，因为鼻腔内侧会有切口。所以，在鼻炎发作期做手术可能会影响手术后的恢复，甚至造成假体感染。如果是行鼻翼缩小或鼻尖垫高等手术，对于鼻子的相关要求就没有如假体隆鼻那样高。

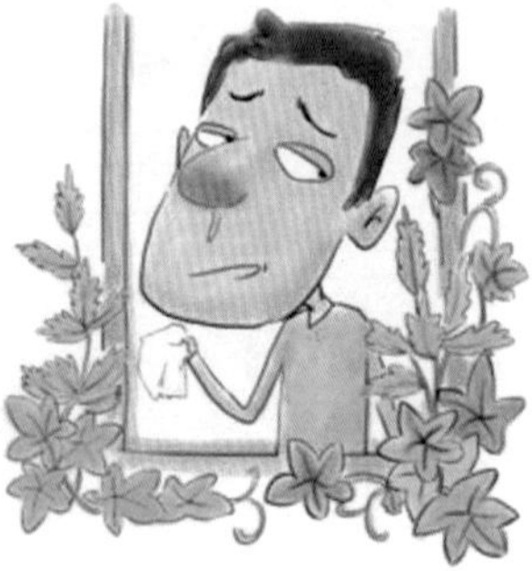

➜ 虽然没有明确规定，但长期患鼻窦炎或因严重鼻塞而呼吸困难的患者，或者经久不愈容易复发鼻炎的人群，在鼻部手术前仍要慎重决定。

90 鼻子手术后不让碰水，皮肤表面油脂多该怎样护理？

这是鼻部整形手术后碰到的相对比较多的情况。很多患者向医生反映，由于鼻部整形术后无法进行清洗，造成鼻子上油脂过多，甚至会出现很多小白头或者黑头样小粉刺，非常苦恼。

　　由于鼻部皮肤油脂分泌旺盛，加之没有很好的清洗，出现类似的情况也是正常现象。其实，完全不必过分担忧。在拆线之前，患者可以用棉签蘸取清水或酒精，轻轻地擦拭皮肤表面，一天数次。但是，在清洗的时候需要注意保持手术切口干燥；不要随意挤黑头，剪鼻毛；在拆线之后的第2天，可以采用洗面奶进行清洗。如果需要用撕拉型去黑头鼻贴，建议延后使用，以免影响鼻子的塑形。

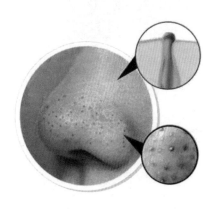

91 鼻部整形手术后需要进行包扎吗？

　　一般鼻部整形手术后，大多需要简单但相对专业的包扎。鼻部整形手术后进行包扎，可以减少淤血和肿胀的发生，还可以起到塑形作用。鼻部整形手术后，会用专业的鼻部敷料进行包扎，患者不要自行拆除或者移动敷料，术后第2天可以到医院进行换药。然后，根据医嘱来院进行后续的护理。

但是，也有许多医生不喜欢做外部包扎。担心由于肿胀后包扎的限制会压迫鼻梁变歪，也不利于伤口内血液流通。

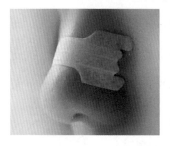

这两种说法各有优缺点。总之，每个优秀的鼻整形外科医生都会有自己多年的经验和方法，按照专业医生的要求来做就可以了。

92 鼻部手术后需要冷敷或热敷吗？

鼻部整形手术后的初期建议用冰袋作局部冷敷，可以减轻术后肿胀。术后5天开始可以进行局部热敷,促进淤血吸收，早日恢复。那么，患者碰到的问题相对比较集中的是因为鼻子的形状不便于进行冷敷或者热敷。那么，究竟该如何来做呢？

 受伤部位红、肿、热、痛，或急性运动伤害，可以冷敷。不可超过20分钟

 不再红、肿、热、痛时，可以开始热敷。不可超过20分钟

通常患者可以把冰袋放在靠近鼻子的面颊处。因为鼻部

整形手术后，鼻部进行过麻醉，鼻子神经相对不如术前敏感，

所以对冷和热感觉不是特别准确。所以在进行冷敷和热敷的时候，温度不易过低或者过高，以防冻伤或烫伤皮肤，造成其他的伤害。

需要特别注意的是，在冷敷或者热敷的时候，不要将物体压在鼻梁上或者紧贴在鼻子的左右两侧，以防造成鼻子形态的改变。**！！！**

93 鼻部整形手术后需要服用哪些药物？

鼻整形手术由于通常会植入假体，为预防感染，可以遵医嘱使用3天抗生素。手术后由于麻药或局部组织损伤，术后可能会有肿胀或者淤青现象，建议遵医嘱适当使用消肿类药物，促进恢复。如果术后合并有出血，可以遵医嘱使用止血药。

切记一点

使用或服用药物必须遵照医生的医嘱，不可擅自服用或使用成分不明确的药物（如保健品、中成药），延误患者的恢复时间，造成不可挽回的局面。

94 鼻部手术后换药和创面护理有哪些注意事项?

　　良好的术后护理是手术成功的关键之一。可是应该如何护理,怎样才是有效的护理手段,是每一位患者都会遇到的难题。以下为患者给出专业的建议。

　　▶ 术后尽量减少活动,术后2~3周内不要做剧烈运动,如跑步、游泳等能升高血压的运动,防止术后出血,等完全恢复后才可以运动。

　　▶ 术后严禁用手碰触手术切口,术后7天之内避免切口沾水。术后不要急于化妆,以免造成伤口的感染。要保护好手术部位,不能让鼻子受到大的撞击力,以防出现鼻子变形。

　　▶ 保证手术部位清洁,防止感染。如果伤口上有血痂或分泌物,可用无菌盐水擦拭干净。

　　▶ 术后初期用冰袋作局部冷敷,但压力不宜大,以免损伤手术部位。术后第5天开始,应作局部热敷,促进恢复。避免桑拿、汗蒸、做SPA。

　　▶ 手术后应有安静舒适的环境休养,避免因负重而加重伤口肿胀。术后2个月内不要在鼻部发生外伤或擦伤,不要过分暴露在阳光下等。洗脸、梳头和用化妆品时,动作要轻柔。尤其术后1周内假体还没有被纤维膜包绕，处于不稳定阶段，要加倍小心。

▶ 术后需要忌口，禁食辛辣、刺激性食品。

▶ 术后严禁烟酒。

▶ 阿司匹林等药物可以抑制正常的凝血功能，如果服用了此类药物可能会导致术后持续出血，因此隆鼻手术前2~3周最好不要服用此类药物。

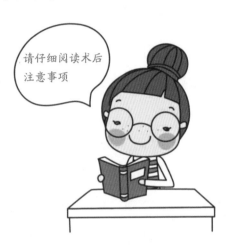

请仔细阅读术后注意事项

▶ 术后如长期不适，应及时到医院与医生联系。

95 鼻部整形术后恢复过程是怎样的？

术后恢复时间与很多因素有关，如术后护理、个人情况、手术项目等。鼻部整形因手术项目不同，恢复时间也有区别。

一般来说，鼻整形术后1~2周基本恢复，完全恢复需要3~6个月。术后一定要养成良好的卫生习惯，保持良好的情绪，预防感染。禁烟酒，保持良好睡眠姿势，防止压迫外鼻，清洗面部时，不挤压鼻部，禁止化妆，少做面部护理等，都有利于假体隆鼻术后的良好恢复。如果出现鼻部红肿、不适，应及时与医生取得联系或来医院复诊。一般假体隆鼻或者鼻部综合整形手术后恢复过程的特点如下。

（1）假体隆鼻术后当天：鼻孔内切口有少许血性液体流出，或鼻孔缘有血痂形成；鼻尖、鼻背部有轻度肿痛，面中部开始肿起。

（2）术后2~3天：鼻及面部疼痛已基本消失，但肿胀越来越明显，面部淤血出现在双眼周围，如同熊猫眼一样，外鼻形态轮廓不清，并可伴有眼结膜淤血。

（3）术后3~6天：鼻及面部肿胀逐渐消退，双眼周围淤血区颜色逐渐由红转黄，鼻尖、鼻背部仍有压痛。如有眼结膜淤血者，此期已基本消失。

（4）术后1周：7天左右可拆线，肿胀已消失，面部淤血

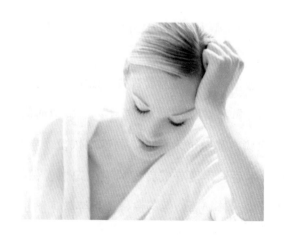

也都吸收，但鼻外形还不够自然，鼻背、鼻尖皮肤发亮。假体隆鼻伤口已完全愈合，压之无疼痛感。

应用促进肿胀消退、淤血吸收的方法均能帮助假体隆鼻术后尽早恢复。但不使用任何辅助方法，也不会引起不良结果。相反，使用不适当的辅助方法，还有害于鼻部塑形和伤口的愈合。

96 鼻部手术后多长时间拆线？

常规的外科手术都需要用缝线来缝合切口，以帮助伤口的良好愈合。及时拆线是非常必要的，若拆线时间等待过长会造成线结反应，增加瘢痕。可是过早拆除缝线，又容易造成伤口裂开。就整形美容科常见的鼻部整形手术而言，常规的拆线时间如下。

鼻部拆线一般都是术后7~10天；取耳廓软骨的切口也在这个时间左右；如果有取肋软骨手术的，胸部拆线约术后10天。

每个人的拆线时间应视伤口愈合情况而定，在伤口没有完全愈合的情况下可适当延后几天拆线或者间断拆线。若伴有身体其他器质性疾病的患者，如糖尿病、长期服用抗凝药物（华法林、阿司匹林）等，患者在拆线时更应关注切口情况。若是手术切口经久不愈，请务必联系自己的手术医生。

97 鼻部整形手术后何时可以佩戴框架眼镜？

刚做完假体隆鼻或者鼻部综合整形手术不能戴眼镜。在隆鼻后早期肿胀明显，患者需要一个恢复的过程。此时假体在植入鼻腔后还没有被鼻内组织包裹固定，戴眼镜容易导致假体移位偏斜。术后2个月可以开始戴框架眼镜，建议佩戴轻质眼镜为佳。以后也应该尽量减少戴眼镜的时间，尤其是长期戴眼镜压迫鼻根的情况要避免。

玻尿酸注射隆鼻操作简单方便，马上可见效果，虽然不肿胀，但它属于流体材料，如果压迫鼻部会产生明显的变形流动，更不可以受外力压迫，注射后基本就不能佩戴框架眼镜。

单纯的鼻翼缩小或者鼻尖挺翘，由于其鼻根处没有改变，佩戴框架眼镜不会有多大影响。

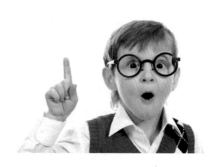

98 鼻部整形手术后撞击会对鼻子形态有多大影响?

经过隆鼻后，如果鼻部被撞，一般会发生下面几种情况。

（1）完全无伤和无变化：受撞击后仅感觉疼痛而未产生变化，可以密切观察。

（2）淤血或肿胀：一般来说，如果没有皮肤破损或者裂伤，由于植入的材料存在于密闭空间之内，外来的细菌感染可能性较小。所以处理原则为预防感染，可冷敷两天，再改为热敷以帮助消肿即可。若合并有形状改变，则怀疑是否有鼻软骨或鼻中隔受损，需立即就诊治疗。

（3）人工假体材料或者软骨外露：若鼻部有创口且较深，露出植入的人工材料或者软骨，则应当机立断，取出人工材料或软骨，缝合创口。需要至少3个月以后，确定无感染的可能时，再通过鼻孔植入人工材料或软骨。若是动物咬伤，或是怀疑创口重度污染，则需等待更长时间，才可再次施行鼻部整形。

99 鼻部整形手术后何时进行复查？

出院时医生会提醒患者拆线的时间及复查时间，患者常常只记得拆线时间，而忘记复查随访的时间。那么，复查随访到底有多么重要呢？

在做完鼻部整形手术后，患者回医院复查随访，不单单关注到患者变美了，更关注到手术有没有从根本上改善患者的日常生活及心理状态。及时的复查随访可以让医生了解到患者的近期动态，并给予专业的建议和指导，从而让患者更加了解自身情况，有利于术后的恢复。

鼻部整形术后复查随访时间表

术后1个月：复查鼻切口恢复情况，鼻子的整体形态、感觉、软硬度、假体有无移动等。

术后3个月：复查切口瘢痕情况（有无瘢痕增生）、鼻子的整体形态（自然度）。

术后6个月：复查切口瘢痕情况、鼻子的整体形态。

术后1年：鼻子的整体形态、自身感觉。

图书在版编目（CIP）数据

鼻部整形必须知道的 99 个问题/刘天一主编. —上海：复旦大学出版社，
2018.1（2019.7 重印）
（整形美容科普系列丛书）
ISBN 978-7-309-13434-6

Ⅰ. 鼻… Ⅱ. 刘… Ⅲ. 鼻-整形外科学-普及读物　Ⅳ. R765.9-49

中国版本图书馆 CIP 数据核字（2017）第 304103 号

鼻部整形必须知道的 99 个问题
刘天一　主编
责任编辑/宫建平

复旦大学出版社有限公司出版发行
上海市国权路 579 号　邮编：200433
网址：fupnet@ fudanpress.com　http://www.fudanpress.com
门市零售：86-21-65642857　团体订购：86-21-65118853
外埠邮购：86-21-65109143　出版部电话：86-21-65642845
崇明裕安印刷厂

开本 890×1240　1/32　印张 4.75　字数 79 千
2019 年 7 月第 1 版第 2 次印刷

ISBN 978-7-309-13434-6/R·1662
定价：30.00 元

如有印装质量问题，请向复旦大学出版社有限公司出版部调换。